Gaurav Chawda
Seema Bargale

Tratamento da fenda labial e palatina: Papel do pedodontista

Gaurav Chawda
Seema Bargale

Tratamento da fenda labial e palatina: Papel do pedodontista

ScienciaScripts

Imprint

Any brand names and product names mentioned in this book are subject to trademark, brand or patent protection and are trademarks or registered trademarks of their respective holders. The use of brand names, product names, common names, trade names, product descriptions etc. even without a particular marking in this work is in no way to be construed to mean that such names may be regarded as unrestricted in respect of trademark and brand protection legislation and could thus be used by anyone.

Cover image: www.ingimage.com

This book is a translation from the original published under ISBN 978-620-2-02844-8.

Publisher:
Sciencia Scripts
is a trademark of
Dodo Books Indian Ocean Ltd. and OmniScriptum S.R.L publishing group

120 High Road, East Finchley, London, N2 9ED, United Kingdom
Str. Armeneasca 28/1, office 1, Chisinau MD-2012, Republic of Moldova, Europe
Printed at: see last page
ISBN: 978-620-8-12822-7

ÍNDICE

INTRODUÇÃO

O desejo inerente ao homem de se parecer com os seus semelhantes, de pertencer a eles e de ser um entre a comunidade feliz sempre o fez temer parecer horrível, peculiar ou mesmo diferente[1] .

O grande cirurgião, Sushruta, compreendeu isto quando escreveu

"O amor à vida está ao lado do amor ao nosso próprio rosto e, portanto, do grito mutilado de socorro".

Por isso, mergulhamos nas profundezas do oceano do conhecimento para desvendar este enigma da fenda labial e da fenda palatina que aflige a criança infeliz.

A fenda labial e a fenda palatina são as malformações congénitas mais comuns que ocorrem no homem. Estes defeitos estruturais do complexo facial-oral podem variar desde um ligeiro entalhe do lábio ou uma pequena fenda na úvula até à separação completa do lábio e ausência da divisória entre as cavidades oral e nasal. Pode ser definida como uma lacuna anormal congénita no palato que pode ocorrer isoladamente ou em conjunto com a fenda do lábio e do alvéolo.[2]

A fenda labial é uma doença que cria uma abertura no lábio superior entre a boca e o nariz. Parece que existe uma fratura no lábio. Pode variar desde um ligeiro entalhe na parte colorida do lábio até à separação completa num ou em ambos os lados do lábio que se estende para cima e para dentro do nariz. Uma fenda num dos lados é chamada fenda unilateral. Se a fenda ocorrer em ambos os lados, chama-se fenda bilateral. Uma fenda na gengiva pode ocorrer em associação com uma fenda labial. Esta pode variar desde um pequeno entalhe na gengiva até uma divisão completa da gengiva em partes separadas. Uma fenda palatina ocorre quando o céu da boca não está completamente unido. A parte de trás do palato (em direção à garganta) é chamada de palato mole e a parte da frente (em direção à boca) é conhecida como palato duro. Uma fenda palatina pode variar desde apenas uma abertura na parte de trás do palato mole até uma separação quase completa do céu da boca. Por vezes, um bebé com fenda palatina pode ter um maxilar inferior (ou mandíbula) pequeno e alguns bebés com esta combinação podem ter dificuldades em respirar facilmente.[3]

São observadas isoladamente ou em combinação com doenças de desenvolvimento mais generalizadas e podem contribuir para uma morbilidade significativa dos indivíduos afectados, particularmente nos seus anos de formação, o que inevitavelmente tem um impacto ao longo da vida.[4]

Normalmente, não constituem uma ameaça à vida, a não ser que estejam associadas a alguma síndrome com outras complicações sistémicas. As fissuras estão normalmente associadas a numerosos problemas, tais como dentes malformados, má oclusão e perturbação da fala; infeção do ouvido médio e uma elevada suscetibilidade a infecções respiratórias superiores. A anomalia congénita do lábio leporino e/ou da fenda palatina ocupa um lugar muito importante nas Ciências da Saúde devido à epidemiologia, à variação étnico-racial, à etiologia, à cirurgia, à ortodontia, à patologia da fala e à reabilitação protésica. As crianças afectadas por esta anomalia são prejudicadas desde o nascimento em termos de amamentação, deglutição, infecções naso-brônquicas recorrentes, fala defeituosa, crescimento e desenvolvimento inadequados que afectam a personalidade total do indivíduo.[5]

Os pais sentem-se muitas vezes perturbados quando vêem pela primeira vez o seu bebé com FLP, o que cria uma perturbação emocional significativa nos pais. A longo prazo, as FLP podem perturbar a constituição psicológica global de uma criança, afectando a sua autoestima, as suas competências sociais e o seu comportamento.[6] Estas perturbações ocorrem frequentemente devido a vários factores internos, como a incapacidade de exprimir corretamente as suas emoções ou devido a outros factores interpessoais e sociais, como a provocação e o evitamento dos colegas e de outros membros da família. Quando acreditam que são socialmente incompetentes ou incapazes, a sua reação natural é retraírem-se ou tornarem-se excessivamente expressivos do ponto de vista comportamental. Estes comportamentos são conhecidos como comportamentos internalizantes ou externalizantes das crianças.

O stress a que os pais estão sujeitos quando lidam com crianças com DLC é imenso, especialmente quando se trata de crianças muito pequenas. Os problemas começam com a preocupação de os alimentar e passam a responsabilidade de cuidar deles a terceiros. Para além disso, o tipo de embaraço a que foram submetidos durante o período inicial é frequentemente referido como uma marca negra para muitos pais. Para além disso, estes comportamentos aumentam ou criam frequentemente uma queda significativa na sua qualidade de vida global.[7]

O tratamento de crianças com fendas labiais e palatinas apresenta muitos desafios, mas também muitas recompensas. O nosso envolvimento com estas crianças e as suas famílias começa frequentemente antes do nascimento e pode estender-se até à idade adulta. Os indivíduos afectados apresentam uma multiplicidade de problemas e uma gestão eficaz envolve uma vasta gama de especialistas. O modelo atualmente aceite para a prestação destes cuidados da forma mais adequada é a equipa multidisciplinar de fissuras. Trata-se de um grupo de indivíduos de diferentes origens especializadas que trabalham em estreita colaboração, não só para trazer os conhecimentos específicos de cada especialista para o doente da melhor forma, mas também para desenvolver uma compreensão dos requisitos e competências especializadas dos outros membros da equipa para melhorar a prestação do pacote total. Foi sugerido que este sistema integrado de prestação de cuidados permite que os indivíduos da equipa funcionem de forma interdisciplinar, de modo a que todos os aspectos dos cuidados de saúde relativos à fenda possam ser prestados da forma mais integrada possível.

A melhor forma de obter cuidados óptimos é através de vários tipos de conhecimentos clínicos especializados. As equipas podem ser compostas por indivíduos de (1) especialidades dentárias (ortodontia, cirurgia oral, odontopediatria e prótese dentária), (2) especialidades médicas (genética, otorrinolaringologia, pediatria, cirurgia plástica e psiquiatria) e (3) áreas de cuidados de saúde auxiliares (audiologia, enfermagem, psicologia, serviço social e patologia da fala). Estes prestadores de cuidados avaliam o estado médico e o desenvolvimento geral do paciente, o desenvolvimento dentário, a estética facial, o bem-estar psicológico, a audição e o desenvolvimento da fala. Os membros da equipa devem comunicar eficazmente entre si, com a criança e os pais, e com o médico de cuidados primários e o dentista. Os elementos da equipa devem respeitar as opiniões uns dos outros e ser flexíveis no planeamento e execução da terapia. É necessária uma avaliação periódica para avaliar o efeito da terapia anterior e para determinar se pode ser necessária uma abordagem alternativa. Uma conferência da equipa imediatamente após o exame do doente é uma forma desejável de discutir os problemas actuais e planear uma terapia atempada. Whitehouse descreve a equipa clínica como uma "união estreita, cooperativa, democrática e multiprofissional dedicada a um objetivo comum - o melhor tratamento das necessidades fundamentais do doente".[8]

Num esforço para abordar os muitos regimes de tratamento e os diferentes protocolos de cuidados, a

Associação Americana de Fendas Palatinas e Craniofaciais convocou uma conferência de consenso sobre as práticas recomendadas para os cuidados de doentes com anomalias craniofaciais. Esta conferência produziu o documento "Parameters for Evaluation and Treatment of Patients with Cleft Lip/Palate or other Craniofacial Anomalies". Este documento serve de guia para a implementação da abordagem multidisciplinar dos cuidados com a fenda e as anomalias craniofaciais e é utilizado por equipas nos Estados Unidos e no Canadá.[9]

REFERÊNCIAS

1. Fenda Artesanal - a evolução da sua cirurgia - Millard- Vol. 1

2. Marwah N. Textbook of pediatric dentistry. 2nd edn, Nova Deli: Jaypee Brothers medical publishers (P) ltd; 2009.p.602-03.

3. Malik N. Textbook of oral and maxillofacial surgery. 2nd ed. Nova Deli: 2008.p.545-46

4. Cobourne M.T. Cleft Lip and Palate. Epidemiologia, etiologia e tratamento. Karger. Vol 16, 2012.

5. Peter Ward Ambos. Cirurgia Maxilofacial. 2nd ed. St. Louis, Mo: Churchill Livingstone/Elsevier; 2007.

6. Hunt O, Burden D, Hepper P, Johnston C. Os efeitos psicossociais das FLP: Uma revisão sistemática. Eur J Orthod 2005;27:247-85.

7. Thamilselvan P, Kumar M S, Murthy J, Sharma MK, Kumar N R. Psychosocial issues of parents of children with cleft lip and palate in relation to their behavioral problems (Questões psicossociais dos pais de crianças com fenda labial e palatina em relação aos seus problemas comportamentais). J Cleft Lip Palate Craniofac Anomal 2015;2:53-7

8. Mcdonald ,Avery Dean. Dentistry for the Child and Adolescent (Medicina Dentária para a Criança e o Adolescente). 8th edition, Elisvier. Nova Deli; 2004.

9. Hodgkinson PD, BrownS, Duncan D, Grant C, Mcnaughton A, Thomas P e Mattick CR. Management of children with cleft lip and palate: Uma revisão que descreve a aplicação do trabalho em equipa multidisciplinar nesta condição, com base nas experiências de um centro regional de fendas labiais e palatinas no Reino Unido. Revisão de medicina fetal e materna 2005; 16:1 1-27

HISTÓRIA

Nos tempos antigos, o homem ignorava a embriologia e a morfogénese e a sua explicação para a existência de deformidades congénitas baseava-se numa combinação de religião, superstição, invenção e charlatanismo. A história mais antiga da fenda labial e palatina é a do horror e da descrença total. Nos tempos antigos, muitas deformidades congénitas, incluindo a fenda labial e palatina, eram consideradas como prova da presença de um espírito maligno na criança afetada. As deformações faciais eram as mais condenadas e os bebés eram "retirados da tribo ou da unidade cultural e deixados a morrer na selva circundante", uma prática que ainda hoje prevalece em certas tribos africanas. Em Esparta, os infelizes recém-nascidos eram abandonados no monte Tagete, enquanto em Roma eram afogados no rio Tibre ou atirados do rochedo de Tarpeia. O célebre filósofo Platão, longe de se opor a esta prática, justificou-a num dos seus diálogos da *República*, explicando que se tratava de um meio de afastar os maus presságios e de preservar a sanidade da raça.

George Dorrance discutiu o caso de uma múmia que tinha sido relatado em 1929 por Smith e Dawson na sua obra *Egyptian Mummies* publicada em Londres. [1]Assim, os egípcios conheciam a deformidade. Nas antigas civilizações mediterrânicas, dizia-se que estas crianças possuíam poderes sobrenaturais.[2] As fendas faciais eram aparentemente desconhecidas na Grécia. Não se encontra uma única referência a esta deformidade no *Corpus Hippocraticus*, que representava um compêndio dos conhecimentos médicos da época. Isto poderia levar a suspeitar que esta deformidade congénita não existia na região. TordSkoog, no entanto, demonstrou que não era esse o caso.[3] Ele descreve uma estatueta de terracota encontrada em 1969 no bairro dos oleiros de Corinto. Datada de 700-300 a.C., a estatueta representa um palhaço com uma fenda labial completa, modelada com um pormenor tão meticuloso que os defeitos secundários da pré-maxila e das asas do nariz são claramente visíveis. Podem observar-se estatuetas de figuras com fendas faciais no Museu Guimet de Paris (Coleção Wagner), no Museum für Folkerkunde de Munique e num grupo conhecido como *Los Danzantes, no* sítio arqueológico de Monte Albano, no México.

O erudito arcebispo de Uppsala, na Suécia, Olaus Magnus[4] levou o nível de ignorância ao seu ponto mais baixo quando, em 1550, proclamou que "no entanto, há um infortúnio que muitas mulheres têm durante a gravidez, quer por comerem, quer por saltarem por cima da cabeça de uma lebre; dão à luz crianças com boca de lebre, que têm o lábio permanentemente dividido entre a boca e as narinas, a não

ser que, desde o início, cosam um pequeno pedaço do peito de uma galinha muito tenra, morta no local

e ainda a sangrar". Este estado de ignorância é evidente mesmo até 1889, quando Keating[5] relatou uma

série de anomalias congénitas, incluindo o lábio leporino, e opinou que as anomalias foram provocadas,

em cada caso, pelo facto de a mãe ter procurado uma pessoa com uma deformidade semelhante durante

a gravidez.

O REGRESSO À SENSATEZ

FabriciusabAquapendente (1537-1619) foi o primeiro a sugerir a base embriológica destas fendas[6]

quando sugeriu que, no desenvolvimento do feto humano, o lábio superior só se funde ao longo da linha

média numa fase muito tardia. A explicação mais convincente da origem da fenda facial neste período

foi fornecida por Philippe Frederick Blandin (1838-96), que sugeriu que ela resultava de uma falha na

união entre a pré-maxila e os segmentos maxilares.[7] Em 1808, Meckel[8] publicou a sua teoria de que os

lábios eram formados por cinco processos separados que acabaram por se unir, três para o lábio superior

e dois para o lábio inferior. William His, da Universidade de Leipzig, descreveu que o desenvolvimento

embriológico da face média resultava da fusão dos cinco processos à volta do estomodeu, sendo que a

falha na união de quaisquer duas destas partes resultaria na formação de um tipo diferente de fenda,

variando desde fendas unilaterais e bilaterais até à rara fenda do lábio inferior ao longo da linha

mediana.[9,10] O primeiro a constatar a origem congénita da fenda foi o médico do século XIII Jean

Yperman (1295-1351). Classificou as diferentes formas da doença e estabeleceu os princípios do seu

tratamento.[11]

A PARTIR DO RENASCIMENTO

Pierre Franco, aluno de Ambroise-Paré, nunca recebeu uma educação médica formal, mas escreveu dois

textos cirúrgicos baseados nos seus muitos anos de experiência, *Petit Traité e Traité des Hernies*[12] . O

último foi publicado em 1561 e nele Franco discute o lábio leporino em amplo detalhe, dedicando dois

capítulos ao assunto. Foi o primeiro a afirmar claramente a natureza congénita da malformação e refere-

se ao lábio leporino unilateral como "lièvrefendu de nativité" (lábio leporino presente desde o

nascimento). Classifica meticulosamente os diferentes tipos de fissuras, chamando ao lábio leporino bilateral "dent de lièvre" (dente de lebre), presumivelmente porque esta condição era frequentemente acompanhada de uma protrusão acentuada do osso pré-maxilar com os seus dentes.

HISTÓRIA DA REPARAÇÃO DOS LÁBIOS

Em 390 a.C., vivia na China um médico que sabia corrigir este defeito. Um jovem de 18 anos, Wey Young-Chi[14,15] , nascido na cidade de Jen, na província de Hupeh, foi o primeiro paciente. A operação foi efectuada em Nanquim, sob o olhar atento de Ying Chung-Khan, o governador da província, e foi um sucesso. Após a sua cirurgia, Wey Young-Chi foi recrutado para o exército imperial e rapidamente impressionou o general Lin-Yu, ajudando a suprimir uma revolta. Com o tempo, o próprio Wey ascendeu ao posto de general e mais tarde tornou-se governador da província de Yee. Acabou por se tornar governador-geral das seis províncias. Durante toda a sua vida, afirmou que nunca teria alcançado tanto se o seu lábio leporino não tivesse sido reparado. Esta é certamente a primeira de uma série de histórias de sucesso que constituem o tema do projeto Smile Train hoje!

De acordo com Sterpellone e Salm El-Sheikh[16] , o árabe Albucasis e os seus colegas cirurgiões eram relutantes em utilizar o bisturi. Preferiam utilizar metais quentes (cautério) e recomendavam o ouro para a hemostase. No entanto, eram suficientemente sensatos para se aperceberem de que o metal quente causaria mais danos do que benefícios no tecido delicado do lábio de uma criança e praticavam uma forma de tratamento mais suave. A cura recomendada por Albucasis consistia em fazer uma pequena incisão no lábio, introduzir um dente de alho e deixá-lo atuar durante 15 horas. Yperman[12] designava a deformidade por *sartemoude* e recomendava que se escarificassem as margens com um bisturi antes de as suturar com uma agulha triangular embebida em cera. A reparação era reforçada passando a agulha ao longo dos dois lados do lábio e fixando a haste da agulha com um fio em forma de oito sobre o lábio.

Heinrich von Pfolsprundt, em 1460[17] , deu um contributo significativo quando, ao contrário dos seus antecessores, que apenas suturavam a pele, passou pontos através de todas as camadas ao reparar a fenda.

Em 1497, Hyeronimus Brunschwig, um cirurgião militar da Alsácia, após ter escarificado as margens da fenda com uma tesoura, aplicou uma pinça de pinça (*Zwickhafft*) ou uma pinça de auto-retenção (*Telphaffen*) e, em seguida, suturou as margens com pontos interrompidos de cera.[18] As suturas e a pinça foram deixadas no local durante algum tempo, após o que a ferida foi coberta com uma mistura de ovo e casca de ovo pulverizada.

Pierre Franco[13] descreveu as técnicas de correção das fendas labiais unilaterais e bilaterais no *Traite desHernies de* forma *muito* meticulosa. Utilizou suturas secas, pinos e uma ligadura triangular. Ele enfatizou que um reparo preciso produzia uma cicatriz discreta, um resultado que era "particularmente desejável quando o paciente era uma menina". Franco recomendava que as bochechas fossem mobilizadas no reparo, mas não hesitava em ressecar a pré-maxila. Ambroise Paré, professor de Pierre Franco, foi um dos maiores cirurgiões do século XVI; realizou estudos detalhados sobre a anatomia dos lábios e do palato e introduziu melhorias significativas na técnica de sutura. A ele é atribuída a primeira ilustração de uma operação num lábio leporino, que aparece numa obra de Paré em *Les Oeuvres*, mostrando o método de sutura para a reparação do lábio leporino. [19]A maior parte dos cirurgiões, até ao início do século XIX, escarificava as margens da fenda e suturava-as, recorrendo a vários expedientes para garantir uma boa aproximação dos bordos. Como se pode imaginar, os resultados nem sempre eram satisfatórios. A cicatriz vertical que se formava provocava invariavelmente um encurtamento feio do lábio. Em 1844, Germanicus Mirault concebeu um método engenhoso para contornar este problema, introduzindo um retalho triangular do lado lateral num espaço criado por uma incisão horizontal do lado medial. Isto quebrou a cicatriz linear e introduziu algum tecido extra numa tentativa de alongar o lábio. Também ajudou a criar um pavimento nasal. Mais de um século depois, Victor Veau afirmou que "Mirault é o génio da cirurgia do lábio leporino"; e, de facto, a sua contribuição foi a mais importante desde a descrição de Franco do seu procedimento em duas etapas.[20]

CALENDÁRIO DA REPARAÇÃO

Também esta questão foi muito debatida, uma vez que Hendrik van Roonhuysen de Amesterdão[21] e James Cooke de Warwick[22] consideravam que a operação devia ser efectuada o mais cedo possível, quando o doente tinha apenas três ou quatro meses de idade, uma vez que é mais perigoso realizá-la numa idade mais avançada. No entanto, Leclerc[23] observou, em 1701, que o seu "choro contínuo prejudicaria a reunião". No entanto, ambos os grupos concordam que a criança deve ser mantida acordada antes da operação para que adormeça imediatamente a seguir, de modo a ajudar a cicatrização da ferida. O debate sobre o momento da cirurgia continuou no século XIX. Andrea Ranzi introduziu uma consideração importante, mas até então negligenciada.[24] Hebel acreditava que, enquanto um simples lábio leporino podia ser corrigido logo após o nascimento, as operações a deformações mais complexas deviam ser adiadas até cinco anos. Mas merece crédito por chamar a atenção para o peso psicológico da desfiguração como um fator crucial na decisão.

APERFEIÇOAMENTO DA REPARAÇÃO

Gustav Simon reitera a necessidade de uma técnica rigorosa, praticada com a maior delicadeza e precisão, sendo o mínimo de hipertrofia cicatricial suficiente para comprometer os resultados.[25] Johan Fredrick Dieffenbach, especialista em operações uretrais, que tinha adquirido uma experiência considerável em técnicas atraumáticas, é igualmente enfático sobre o assunto.[26] Na ausência de anestesia geral segura e fiável, os cirurgiões eram obrigados a reconhecer como satisfatórios os resultados obtidos, mas tudo isso mudou pouco depois de a "operação de Mirault" ter sido amplamente adoptada. Werner H. Hagerdon, de Magdeburgo, que tinha estudado com Langenbeck, introduziu uma nova melhoria em 1848.[27] Recomendou a interrupção da reparação vertical com um retalho quadrangular em vez de um retalho triangular. Esta modificação apresentava vantagens óbvias, sobretudo no caso de fendas bilaterais, pois facilitava a reparação e, ao exercer pressão sobre a pré-maxila, ajudava a corrigir a sua protrusão. Hagerdon operou dois bebés no espaço de uma semana após o seu nascimento e foi o primeiro cirurgião a fazer uma reparação de fenda labial bilateral numa única fase. Um século mais tarde, em 1949, a técnica de Hagerdon foi modificada por Arthur BakerLe Mesurier,[28] depois por C.W. Tennison em 1952[29] e Peter Randall em 1959.[30]Os cirurgiões labiais modernos que deixaram a sua impressão indelével na história da cirurgia do lábio leporino incluem certamente Victor Veau na década de 1930,[31] TordSkoog que propôs uma modificação à abordagem de Veau e falou sobre o enxerto ósseo sem osso do alvéolo leporino,[32] Ralph Millard, no final da década de 1950, pela sua técnica monumental "cut as you go" e várias modificações e aperfeiçoamentos,[33] Peter Randall, na década de 1960, pela normalização da reparação do retalho triangular com medições exactas e reprodutíveis e W.M. Manchester pela sua abordagem à fenda bilateral em 1965.[34]

A BATALHA PELA PRÉ-MAXILA

Cansados de descartar a pré-maxila protuberante para facilitar a reparação bilateral do lábio e de pagar um preço elevado com a retrusão da face média, os cirurgiões estavam à procura de uma alternativa.[35] Em 1872, o cirurgião finlandês Jacob August Estlander desenvolveu um método radical para corrigir esta protrusão. Estlander deixou a pré-maxila intacta e recomendou uma ressecção em cunha do vômer, que permitia empurrar a pré-maxila saliente para trás.[36] Faltin, outro cirurgião finlandês, publicou o seu trabalho em 1935, recomendando que o procedimento fosse abandonado, uma vez que conduzia habitualmente a uma grave protusão maxilar.[37] Como Faltin publicou o seu trabalho em sueco, demorou mais 50 anos para que a comunidade de cirurgia plástica, predominantemente de língua inglesa, recebesse a sua mensagem através do Millard's,[38] compêndio exaustivo dos procedimentos cirúrgicos do século XX para fendas. Muitas fissuras poderiam ter sido evitadas se Faltin falasse a língua inglesa. Eventualmente, o tratamento ortopédico pré-operatório concebido por Ken McNeil e William Burston e adotado por muitos ortodontistas substituiu a ressecção do vómer, e este problema foi resolvido.[39]

Rogers e Georgiade analisaram habilmente a evolução da cirurgia da fenda palatina.[40] O primeiro registo de uma operação palatal data de 500 d.C. e foi motivada por uma inflamação da úvula. Em 1552, Houlier propôs a sutura de fendas palatinas e, 12 anos mais tarde, Ambroise Pare ilustrou obturadores para perfurações palatinas. Em 1764, Le Monnier, um dentista francês, reparou com sucesso uma fenda velar com algumas suturas e cauterização a quente dos bordos. vonGraefe, 50 anos mais tarde, produziu uma inflamação das margens velares antes de as unir na sua sutura do palato e é considerado como tendo efectuado a primeira reparação velar de uma fenda em 1816. JC Warren efectuou o primeiro encerramento velar na América em 1824.

Em 1828, Dieffenbach aperfeiçoou o tratamento cirúrgico da fenda palatina introduzindo a elevação da mucosa palatina dura para permitir o fechamento da fenda palatina dura. Von Langenbeck (1859) propôs a criação de um retalho mucoperiosteal bipediculado que pode ser mobilizado medialmente para fechar a fenda palatina. A melhoria do fornecimento vascular do retalho mucoperiosteal diminuiu significativamente a incidência de deiscência.

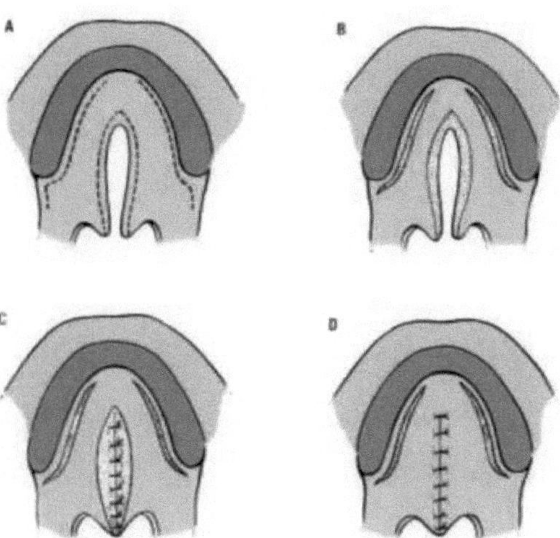

Figura 1: A reparação de von Langenbeck.

São criados dois retalhos bipediculoperiosteais através de uma incisão ao longo do lado oral dos bordos da fenda e ao longo do rebordo alveolar posterior, desde as tuberosidades maxilares até ao nível anterior da fenda. Os retalhos são então mobilizados medialmente com preservação das artérias palatinas maiores e fechados em camadas. O hâmulo pode ter de ser fracturado para facilitar o encerramento.

Com a capacidade de fechar o palato com sucesso, surgiu a preocupação com a função palatina. Era evidente, nesta altura, que o palato curto e imóvel prejudicava a capacidade de fala dos doentes com fenda palatina. Veau,[41] Kilner,[42] e Wardill descreveram o retalho mucoperiosteal unipediculado baseado posteriormente na artéria palatina maior que empurrava o retalho posteriormente para alongar o palato. Suspeitou-se que a cicatrização das áreas ósseas desnudadas anterior e lateralmente fosse a causa do atraso no crescimento facial posterior.

Em 1994, Schweckendiek defendeu a utilização de um encerramento da fenda palatina em duas fases. O palato mole foi fechado precocemente, com o fechamento do palato duro adiado até vários anos mais tarde. O raciocínio para o procedimento em duas fases era proporcionar uma melhor função velofaríngea durante o desenvolvimento inicial da fala e realizar o fechamento do palato duro depois que a fenda se estreitasse com o crescimento facial. O realinhamento anatómico dos músculos também tem sido postulado como essencial para melhorar a função velofaríngea pós-operatória.

Um tópico de debate tem sido o tratamento da fenda alveolar que acompanha a fenda palatina. A justificativa para o seu fechamento inclui a estabilização da arcada maxilar, o suporte para a erupção dentária e a ortodontia pós-cirúrgica, o fechamento de fístulas oronasais e a melhora da estética do terço médio da face e do nariz. A tendência atual é para o enxerto ósseo secundário na altura da dentição mista, com o enxerto precoce (primário) a revelar-se potencialmente prejudicial para o crescimento médio-facial.

Muito se tem discutido sobre o papel e o momento dos aparelhos pré-cirúrgicos. Tanto o palato duro como o alvéolo podem ser moldados com moldes passivos e dispositivos activos, com os objectivos finais comuns de facilitar a reparação cirúrgica e proporcionar um melhor resultado a longo prazo, tanto na forma facial como na função palatina.

Estes desenvolvimentos históricos no tratamento da fenda palatina estão na base das controvérsias existentes ainda hoje.[43]

REFERÊNCIAS

1. Dorrance GM. The operative story of cleft palate. Philadelphia: Saunders; 1933.

2. Oritz-Monasterio F, Serrano RA. Aspectos culturais do tratamento da fenda labial e palatina. In: Grabb WC, Rosenstein W, Bzoch KR, editores. Cleft Lip and Palate. Boston: Little Brown; 1971.

3. Skoog T. Uma cabeça da antiga Corinto. Scand J Plast Reconstr Surg 1969;3:49- 53.

4. Magnus O. (Archibiscopus Upsaliensis) Historia de gentibus septentrionalibus, De Leporum Varietate, Roma: 1535.

5. Keating JM. Cyclopaedia of the diseases of the children. Philadelphia: Lippincott; 1889.

6. Fabricius ab Aquapendente G. De Formatio Fetu. Pasquali, Pádua: 1600.

7. Blandin PF. De Autoplastie ou Restauration des Parties du Corp qui ont ete Detruites a la Faveur d.une Emprunt fait a d.autres Patries plus ou moins Eloignees. Tese, Urtubie, Paris: 1836.

8. Blandin PF. Autoplastia. Jour de Conn Med Chir 1837;14:45.

9. Blandin PF. Operação para corrigir uma divisão do velum palati ou cobertura do palato. New York J Med 1838;10:203.

10. Meckel JF. Beitrage zur Gesichischte des menschlichen Foetus. Beitr Verlag Anat 1808;1:72.

11. O seu WE. Ueber die Aufgaben und Zielpunkte der wissenschaftlichen Anatomie. Leipzig: 1872.

12. O seu NÓS. Beobachtungen zur Gesichichte und Gamennbildung beim menschlichen Embryo. Kgl Akad Wiss 1901.

13. Yperman J. La chirurgie de maitre Yperman mise au jour et annotee par JMF Carolus. Gand: F e D Gyselynch; 1854.

14. Franco P. Traite des Hernies. Lyon: Thibauld Payan; 1561.

15. Morse WM. Chinese Medicine. Nova Iorque: Hoeber; 1934. p. 129

16. Wu LT Wong. História da Medicina Chinesa. Shanghai: Mercury Press; 1936.

17. Sterpellone L, El-Sheikh MS. La medicina Araba. Milano: Ciba Geigy; 1995.

18. Pfolsprundt H von. Buch de Bhndth-Ertsnei von H von Pfolsprundt Brunder de deutschen orden3s 1490. Herausgegeben von H. Haeser und A Middledorpf, Reimer, Berlin: 1868.

19. Brunschwig H. Dis ist das Buch der Chirurgia: Hautwirckung der wund artz. H Schonsperger,

Ausburg: 1497.

20.   Pare A. Les oeuvres de M Ambroise Pare. Paris: Chez Gabriel Buon; 1575.

21.   Mirault G. Deux lettres sur l.operation du bec-delievre. J Chir 1844;2:257.

22.   Veau V. Bec de Lievre. Hypothese sur la malformation initiale. Ann Anat Pathol Paris
1935;12:389.

23.   Roonhuysen H van. Historischer heil-curen in zwei theil verfasste. Michael und Johann Freidrich
Endtern, Nurnberg: 1674.

24.   Cooper A. The lectures of Sir Astley Cooper FRS on the principles and practices of surgery, 3 vol.
Underwood Lectures IV, XXIX e XXXV, Londres: 1824, 1825, 1827.

25.   Leclerc MG. The complete Surgeon: or the whole art of surgery explain.d in a most familiar
method. In: Freeman W, Walthoe J, Goodwin T, Motton M, Parker R, editores. Londres: 1701.

26.   Ranzi A. Lezioni di Patologia Chirurgica date nella R Universita di Pisa. Gazzini e Giannini,
Firenze.1860.3; 419.

27.   Simon G. Ueber die Anwendung mehrfacher Nahtreien zur Vereininuus einer Wunde. Wunderl
Arch 1859;3:312.

28.   Dieffenbach JF (1836) Memoires sur quelque nouvelle methods obtenir la gueisondes ouvertures
contre nature a extremite anterieure libre de l.urethre chez l.homme. Gaz Med Paris: 1836. p. 802.

29.   Hagerdon WH. Operação para lábio leporino com sutura em ziguezague. Zentralbl Chir
1892;19:281.

30.   Le Mesurier AB. Um método de corte e sutura do lábio no tratamento de fendas unilaterais
completas. Plast Reconstr Surg 1949;4:1-12.

31.   Tennison CW. A reparação da fenda labial unilateral pelo método do estêncil. Plast Reconstr Surg
1952;9:115.

32.   Randall P. Operação triangular β ap para fendas unilaterais do lábio. Plast Reconstr Surg
1959;23:331.

33.   Veau V. Bec de Lievre. Hypothese sur la malformation initiale. Ann Anat Pathol Paris
1935;12:389.

34.   Skoog T. A utilização de periósteo e Surgicel para restauração óssea em fendas congénitas do maxilar. Scand J Plast Reconstr Surg 1967;1:113.

35.   Millard RC. Artesanato de fendas. Vol. 1.3. Boston: Little Brown; 1976.

36.   Manchester WM. A reparação da fenda labial e palatina bilateral. Br J Surg 1965;52:878-82.

37.   Estlander JA. Eine method aus der einen lippe substanzverluste der anderen zu ersetzen. Arch Klin Chir 1872;14:622.

38.   Faltin R. História da cirurgia plástica na Finlândia. Finsk Lak Sallsk Handl 1937;80:97.

39.   Rogers B. Cirurgia da fenda palatina antes de 1816. In: McDowell F, ed. Source Book of Plastic Surgery. Baltimore:. Lippincott Williams & Wilkins. 1977:248.

40.   Veau V. La division palatine. Paris:. Masson et Cie. 1931.

41.   Kilner TP. Técnicas de reparação do lábio e palato de Cleff. St Thomas Hosp Rep. 1937. 2:127.

42.   Wardill WE. A técnica de operação para fenda palatina. Br J Surg. 1937. 25:117.

EMBRYOLOGIA

A face humana começa a formar-se durante a 4th semana de desenvolvimento embrionário. Por volta da 6th semana, a face externa está completa. Entre 6th e 8th semanas, o desenvolvimento do palato subdivide as cavidades nasal e oral. Este desenvolvimento continua até à 12ª semana com a conclusão do palato mole. A ocorrência de anomalias ao longo de um processo de desenvolvimento complicado é inevitável. A incidência de malformações congénitas da face é de aproximadamente 1 em 700 nascimentos. Este número inclui defeitos graves que são incompatíveis com a vida e também defeitos menores que podem ser corrigidos cirurgicamente. Os problemas congénitos mais graves são os que se desenvolvem no início do desenvolvimento facial (4.ª a 8.ª semanas). Os problemas relativamente menores desenvolvem-se mais tarde (8^a - 12ª semanas). Clinicamente, é importante perceber que os tecidos que envolvem o cérebro anterior: processo frontonasal, desenvolvem-se separadamente dos tecidos da primeira arcada: processos mandibular e maxilar. Portanto, pode-se encontrar um problema de desenvolvimento em um ou outro, mas geralmente não em ambos os locais.

Desenvolvimento da Face Externa -

Durante a terceira semana de desenvolvimento embrionário, uma membrana orofaríngea (membrana bucofaríngea ou oral) é vista pela primeira vez no local da futura face, entre o primórdio do coração e o primórdio do cérebro, que cresce rapidamente. É composta de ectoderma externamente e endoderma internamente. Situa-se no início do trato digestivo e decompõe-se durante a quarta semana para formar a abertura entre a futura cavidade oral (boca primitiva ou estomodeu) e o intestino anterior. A membrana orofaríngea rompe-se quando pára de crescer, enquanto os tecidos à sua volta se expandem muito rapidamente. A membrana orofaríngea[5] S As células não-proliferantes são gradualmente separadas porque não conseguem preencher a área em expansão.

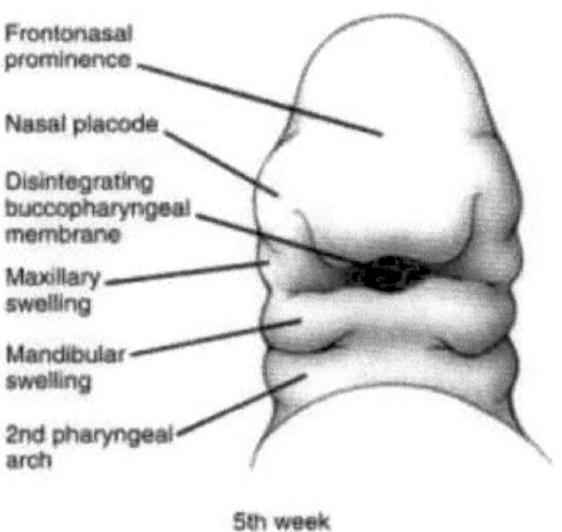

Figura 2: Origem do rosto e da boca humanos.

A face desenvolve-se a partir de cinco primórdios que aparecem na quarta semana: o frontonasal, as duas tumefacções maxilares e as duas tumefacções mandibulares. A membrana bucofaríngea rompe-se para formar a abertura da cavidade oral.

A face externa forma-se a partir de duas fontes que envolvem a membrana orofaríngea (Figura 2):

• Os tecidos do processo frontonasal que cobrem o prosencéfalo, predominantemente de origem na crista neural; e

• Os tecidos do primeiro arco faríngeo (ou mandibular), de origem mista mesodérmica e da crista neural.

Uma série de inchaços de tecidos individualizados dá origem às diferentes partes da face. Estes são conhecidos como processos faciais (proeminências). Podem ser reconhecidos os seguintes processos faciais:

a) O processo frontonasal dá origem a (Figura 3):

• Um par de processos nasais mediais (que mais tarde contribuem para um único processo intermaxilar globular), e

• Um par de processos nasais laterais.

b) O primeiro arco faríngeo dá origem a (Figura 3):

• Um par de processos mandibulares, e

• Um par de excrescências da arcada: os processos maxilares (que mais tarde dão origem a um par de processos palatinos).

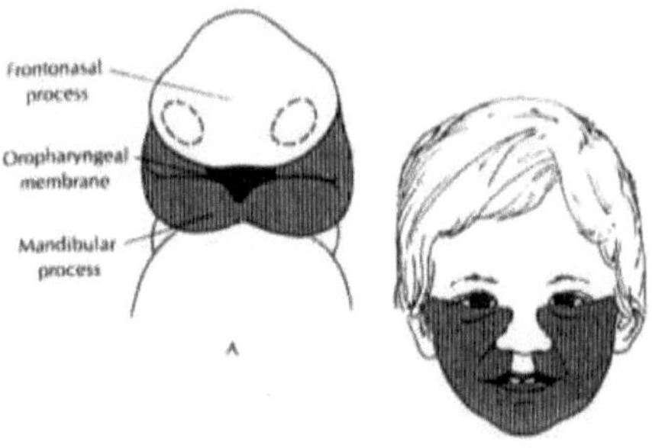

Figura 3: A região facial de um embrião humano de 4 semanas, A, e de uma criança pequena, B, vista de frente.

O processo frontonasal ligeiramente pontilhado em A, dará origem à testa, nariz e secção média do lábio superior, igualmente pontilhado em B. A arcada mandibular escurecida em A, dará origem a uma grande parte da face média e a toda a face inferior, igualmente sombreada em B.

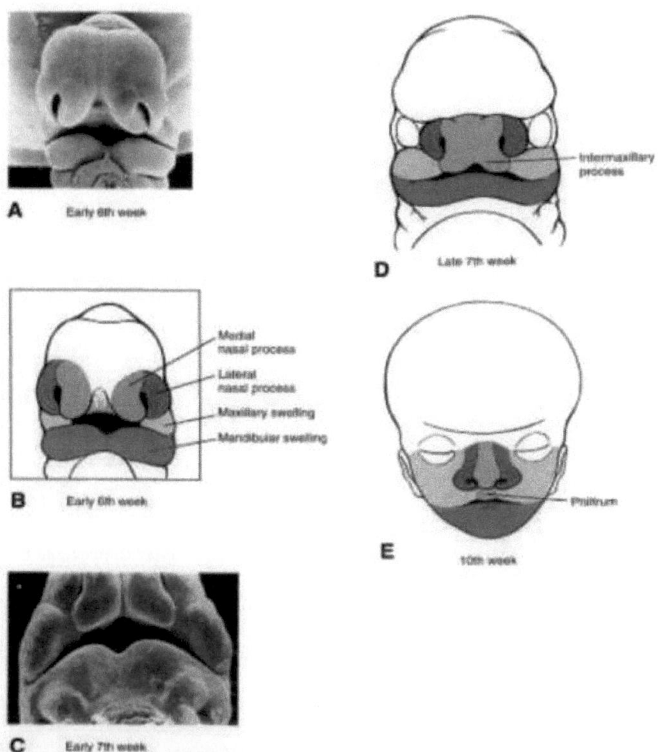

Figura 4: Desenvolvimento do rosto.

Na sexta semana, os placódios nasais da proeminência frontonasal invaginam-se para formar as fossas nasais e os processos nasais laterais e mediais; na sétima semana, os processos nasais mediais fundem-se na linha média para formar o processo intermaxilar. E, Na décima semana, o processo intermaxilar forma o filtro do lábio superior.

As imagens tradicionais do desenvolvimento do rosto mostram as contribuições destes diferentes processos faciais (Figura 4). É possível indicar as posições aproximadas dos limites entre estas áreas. Se os processos não se moldarem normalmente durante o desenvolvimento, ocorrerá uma malformação congénita, conhecida como fenda facial, nesse limite.

No final da quarta semana, dois espessamentos ectodérmicos, ou seja, os placódios nasais, aparecem no processo frontonasal (Figura 5). Estes são os precursores do epitélio olfativo, responsável pelo sentido do olfato. Durante a quinta semana, os inchaços nasais laterais e nasais mediais que circundam os placódios nasais aparecem no processo frontonasal (Figura 5). Esses quatro processos nasais crescem para frente, enquanto os placódios nasais permanecem relativamente parados. Isso dá a impressão de que os placódios nasais "invaginam". Mas, na verdade, eles ficam para trás e passam a ficar em fossas nasais cegas, cercados pelos processos nasais. Este é o primeiro passo no desenvolvimento das cavidades nasais.

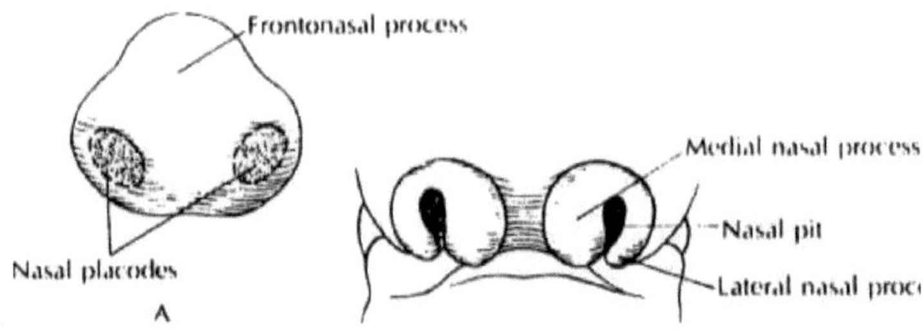

Figura 5: Processo frontonasal, processo nasal lateral, processo nasal medial e Fossa nasal.

Simultaneamente, os processos maxilares emparelhados desenvolvem-se perto da base do primeiro arco faríngeo (arco mandibular). Elas se alargam e crescem ventral e medialmente, circundando a futura cavidade oral. As apófises maxilares crescem rapidamente, encontrando primeiro as apófises nasais laterais e depois a extensão inferior das apófises nasais mediais. Esta extensão inferior é conhecida como processo globular ou intermaxilar e dará origem à estrutura média (Philtrum) do lábio superior. É importante perceber que os diagramas que representam o desenvolvimento facial entre as 4 e as 6 semanas geralmente não retratam o enorme aumento de dimensão dentro deste período; a face cresce de facto 10 vezes em dimensão linear.

Fusão Vs. Fusão de processos faciais (Figura 6):

A maioria dos processos faciais começa como dois inchaços separados por um sulco. A fusão é o processo pelo qual o sulco entre dois processos faciais é eliminado. Os tecidos no sulco "recuperam" ao proliferarem mais rapidamente do que os tecidos circundantes, fazendo com que o sulco se torne progressivamente mais raso até se suavizar. A fusão é fundamental e, sem ela, permanece uma depressão profunda (uma fenda facial) entre os processos faciais. Exemplos de fusão são: fusão dos dois processos mandibulares na linha média, fusão dos dois processos nasais mediais na linha média, fusão dos processos nasais laterais e maxilares e fusão dos processos mandibulares e maxilares. A fusão é o processo pelo qual dois processos faciais, que estavam inicialmente separados por um espaço, crescem juntos. Um exemplo de fusão é a formação do palato secundário, em que dois processos faciais crescem em direção um ao outro, tocam-se e depois fundem-se na linha média. Na fusão, ao contrário da fusão, o epitélio é quebrado onde os dois processos se encontram.

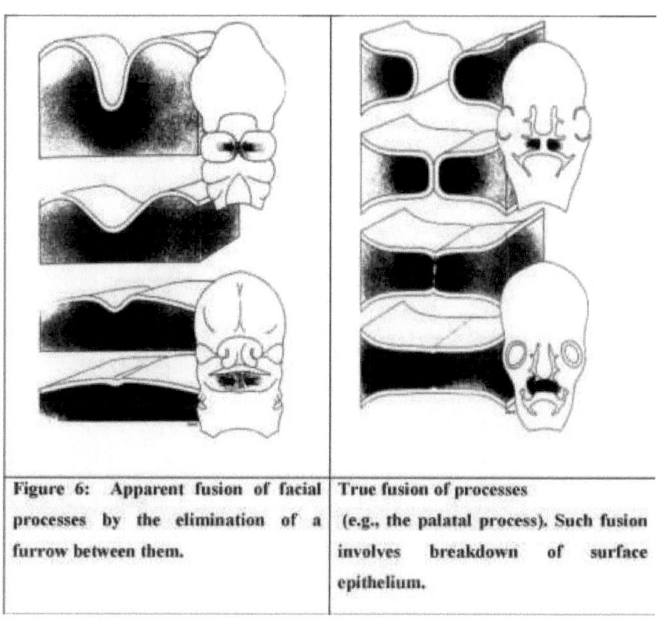

Figure 6: Apparent fusion of facial processes by the elimination of a furrow between them.	**True fusion of processes (e.g., the palatal process). Such fusion involves breakdown of surface epithelium.**

Formação do palato

O tecido que se interpõe entre as cavidades nasal e oral é conhecido como palato. Por volta das 6th semanas, o palato primário é formado por dois processos maxilares e dois processos nasais mediais que separam as cavidades oral e nasal em desenvolvimento. Subsequentemente, entre as 6th e as 8th semanas, o palato secundário forma-se a partir de dois processos palatinos (crescimentos dos processos maxilares). Os palatos primário e secundário juntos formam o palato definitivo.

Desenvolvimento do palato primitivo (Figura 7):

O palato primário desenvolve-se ao mesmo tempo que a face externa (quinta e sexta semanas). Os processos maxilares sofrem um crescimento extenso, entrando em contacto, primeiro, com os processos nasais laterais e, depois, com o processo globular dos processos nasais mediais fundidos (filtro). Inicialmente, os processos nasais mediais e laterais entram em contacto e, depois, os processos nasais mediais e maxilares juntam-se (imediatamente abaixo e à frente do local de contacto entre os processos nasais mediais e laterais) e prendem algum epitélio entre eles. Esta camada de epitélio é composta pelo futuro epitélio nasal, superiormente, e pelo futuro epitélio oral, inferiormente. As duas camadas de epitélio são então afastadas, tornando o mesênquima entre os processos nasais mediais e maxilares contínuo ao núcleo do palato primário. Posteriormente, atrás do palato primário, o epitélio nasal continua a tocar o epitélio oral. Esta mancha de epitélio é chamada de membrana oronasal. Por volta da 6ª semana de desenvolvimento, esta membrana é rasgada da mesma forma que a membrana orofaríngea (as células param de sofrer mitose). A abertura resultante é chamada de coana primitiva e liga a cavidade nasal à cavidade oral. Lembre-se que existem duas coanas primitivas, uma para cada cavidade nasal. Ocasionalmente, a membrana oronasal não se separa. A coana tem então de ser estabelecida cirurgicamente à nascença.

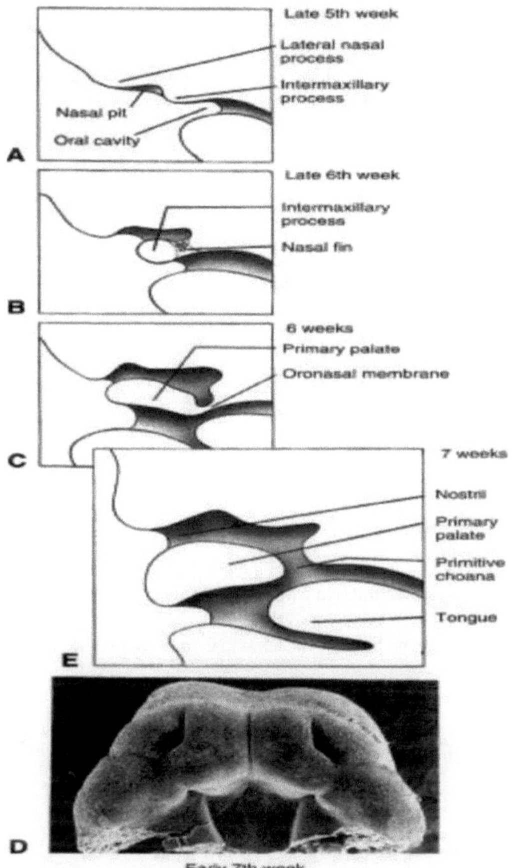

Figura 7: Formação da cavidade nasal e da coana primitiva. *A, B,* **As fossas nasais invaginam-se para formar uma única cavidade nasal separada da cavidade oral por uma partição espessa chamada barbatana nasal.** *C-E,* **A barbatana nasal afina-se para formar a membrana oronasal, que se rompe completamente para formar a coana primitiva. A extensão posterior do processo intermaxilar forma o palato primitivo.**

Desenvolvimento do palato secundário

O bordo posterior do palato primário está localizado imediatamente a seguir (caudal) ao local do futuro forame incisivo do crânio. À medida que a face cresce numa dimensão antero-posterior (rostro-caudal), o palato primário fica demasiado curto para proporcionar uma separação adequada entre as cavidades nasais (função respiratória) e a cavidade oral (função digestiva). Assim, uma nova estrutura, o palato secundário, desenvolve-se para separar ainda mais estas cavidades.

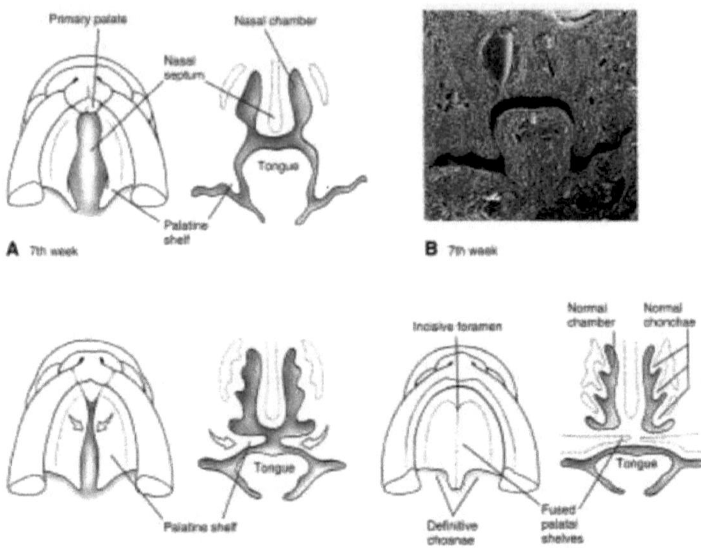

Figura 8: Formação do palato secundário e do septo nasal.

O palato secundário forma-se a partir das prateleiras palatinas que crescem medialmente a partir das tumefacções maxilares. Durante o mesmo período, o crescimento do septo nasal separa as passagens nasais esquerda e direita. As prateleiras palatinas inicialmente crescem inferiormente em cada lado da língua (A, B), mas depois rodam rapidamente para cima para se encontrarem na linha média (C), onde se fundem entre si e com o bordo inferior do septo nasal (D).

Durante a sétima e oitava semanas, as paredes mediais (as superfícies orais) dos processos maxilares produzem um par de extensões mediais finas, chamadas processos palatinos (prateleiras). Inicialmente, estes crescem predominantemente de forma vertical para baixo e paralelos às superfícies laterais da língua. No início da oitava semana, no entanto, a língua começa a contrair-se e a sair do caminho. Além disso, o maxilar inferior desce à medida que cresce para baixo e para a frente. No final da oitava semana, os processos palatinos rodam rapidamente para cima, para uma posição horizontal, e fundem-se uns com os outros e com o palato primário (Figura 8). Os processos palatinos fundidos formam o palato secundário e, juntamente com o palato primário, formam o palato definitivo.

O desenvolvimento bem sucedido do palato secundário depende de muitos factores:

Factores extrínsecos:

* Movimentos de deglutição da língua, deslocando a língua para fora do caminho entre os dois processos palatinos e permitindo-lhes mover-se para cima

* Crescimento para baixo e para a frente do maxilar inferior e do complexo da língua, proporcionando mais espaço acima da língua para os processos palatinos

* Endireitamento da base do crânio como resultado do crescimento da massa neural, estabelecendo o ambiente mecânico para que os processos palatinos se movam para cima.

Factores intrínsecos:

* A proliferação das células do mesênquima leva a um aumento de volume que cessa horas antes de os processos palatinos se deslocarem para cima na produção de matriz extracelular. Isto leva a um aumento do volume de hidratação da matriz extracelular, o que resulta num aumento importante do volume e do turgor dos processos palatinos imediatamente antes de estes se elevarem

* Epitélio da borda medial (EME) - cobrindo as bordas livres dos processos palatinos. A apoptose das células de superfície do EME imediatamente antes do desenvolvimento de um revestimento glicoproteico temporário, permite a adesão entre as células do EME dos dois processos palatinos opostos.

Formação de fendas

No desenvolvimento da fenda labial e palatina, o intercontacto e a fusão entre os processos maxilares e os processos nasais medianos são normais. O problema crítico é a incapacidade dos processos nasais laterais de entrarem em contacto com o processo nasal mediano. A fusão inicial entre os processos maxilares e os processos mandibulares permanece intacta nas fases iniciais da fenda, mas em 90 por cento dos casos, rompe-se mais tarde. As fendas do palato secundário devem-se ao facto de as prateleiras palatinas não se fundirem.

Processos nasais medianos (MNP)

Os processos nasais medianos formam o seguinte :

a. Parte média do nariz.

b. Parte média do lábio superior (Philtrum).

c. A porção média da pré-maxila, que contém quatro incisivos.

d. Todo o palato primário.

Processo nasal lateral (PNL)

O processo nasal lateral forma a asa do nariz. O segmento da pré-maxila é contínuo com o septo nasal formado pela proeminência frontal.

Dois processos maxilares - processo maxilar e processo mandibular completam a formação do lábio superior e do palato.[1]

Teorias do crescimento facial e palatal.

1. Teoria do controlo genético:

Enlow[2] escreve que, no passado, se pensava que todos os ossos com placas de crescimento de cartilagem eram regulados inteiramente e diretamente pela programação genética intrínseca das células da cartilagem. No entanto, acreditava-se que o crescimento do osso intramembranoso (maxilar) tinha uma fonte de controlo diferente. Este tipo de processo osteogénico é particularmente sensível a tensões e deformações biomecânicas e responde a tensões e pressões através da deposição ou reabsorção óssea. De acordo com a sabedoria tradicional, quando a tensão é colocada num osso, o osso cresce localmente em resposta. A pressão, por outro lado, se exceder um limite relativamente sensível, desencadeia especificamente a reabsorção. De acordo com esta teoria, quando o crescimento dos músculos e do corpo em geral está completo, o osso atinge o equilíbrio biomecânico, ou seja, as forças dos músculos estão então em equilíbrio com as propriedades físicas do osso. Isto desliga a atividade osteoblástica e o crescimento do esqueleto cessa

Infelizmente, para as escolas tradicionais de pensamento, o controlo do crescimento no corpo humano é mais completo do que isto. Além disso, sabe-se agora que não existe uma correlação direta, de um para um, entre a tensão-deposição e a pressão-reabsorção.

2. Teoria da matriz funcional:

Enlow[2] explica ainda que, com o desenvolvimento do Princípio da Matriz Funcional, algumas hipóteses importantes começaram a receber atenção. Uma delas é que o "osso" não regula o seu próprio crescimento. Os determinantes genéticos e epigenéticos do desenvolvimento do esqueleto estão na matriz do tecido funcional, ou seja, músculo, nervo, glândulas, dentes, fossa neurocraniana e cavidades nasal, orbital, oral e faríngea. Isto é primário, enquanto o crescimento da unidade esquelética é secundário. No entanto, embora o Princípio da Matriz Funcional descreva o que acontece durante o crescimento, ele não explica como isso acontece. As experiências demonstraram que as forças mecânicas não são o principal fator que controla o crescimento ósseo.[3]

O conceito de matriz funcional é fundamental para a compreensão do processo global de controlo do crescimento ósseo. Este conceito teve um grande impacto no domínio da biologia facial. De acordo com esta explicação, agora amplamente aceite, os ossos faciais crescem numa relação de subordinação com todos os tecidos moles circundantes, Assim, para o complexo nasomaxilar, a expansão do músculo facial, os tecidos conjuntivos subcutâneos e submucosos, os epitélios orais e nasais que revestem os espaços, os vasos e os nervos, todos se combinam para mover os ossos faciais passivamente junto com eles à medida que crescem. Isto coloca continuamente cada osso e todas as suas partes em posições anatómicas corretas para desempenharem as suas funções. De facto, os factores funcionais são os próprios agentes que fazem com que o osso se desenvolva na sua forma e tamanho definidos e ocupe a localização que ocupa.[4]

3. Teoria do septo nasal:

As cartilagens são o principal fator. A sincondrose, o septo nasal e os côndilos mandibulares são os verdadeiros centros de crescimento. O crescimento sutural é compensatório. Esta teoria desenvolveu-se a partir de críticas à "teoria sutural". Scott acredita que a cartilagem está especificamente adaptada a certos locais de crescimento relacionados com a pressão, porque é um tecido especial estruturado de forma única para proporcionar a capacidade de crescimento como resultado da compressão. A base para esta teoria é que a expansão da cartilagem no septo nasal, que acomoda a pressão, é a fonte da força física que desloca a maxila anterior e inferiormente. Isto, de acordo com a hipótese de Scott, cria campos de tensão em todas as suturas maxilares. Os ossos, então, enquanto se alargam nas suas suturas em resposta à tensão criada pelo processo de deslocamento, movem-se uns em relação aos outros.[5]

Teorias da formação da fenda.

1. A teoria de Dursy & His (1931, São Francisco) apresentou a hipótese de falha de fusão dos vários processos faciais. De facto, parecia uma teoria muito convincente para explicar a formação de vários

graus de fissuras unilaterais e bilaterais e até mesmo as raras fissuras labiais médias superiores e inferiores. Isto explicava a presença da banda de Simonart numa fenda labial incompleta.

A teoria da fusão já não está em voga. O termo "processo" implica uma projeção de tecido semelhante a um dedo e "fusão" implica que as projecções se encontram, as suas paredes epiteliais desaparecem e depois crescem juntas. Está agora provado que não é esse o caso. Percebe-se agora que não se trata de processos, mas de uma proeminência localizada.

2. Teoria da falha da migração mesodérmica - Fleischmann, um professor de zoologia (Alemanha, 1910), afirmou que "a fenda palatina é a paragem do desaparecimento da membrana epitelial, que permanece intacta, não penetrada pelo mesoderma adjacente". Esta teoria foi ainda apoiada por Victor Veau (1935) e apoiada por Stark (1954). A teoria da migração mesodérmica propõe que uma fenda congénita do lábio, do alvéolo ou do palato anterior se deve a uma falha no crescimento da mesoderme entre as duas prateleiras plalatinas e à subsequente rutura da membrana epitelial não suportada, e não a uma falha na fusão de processos separados.

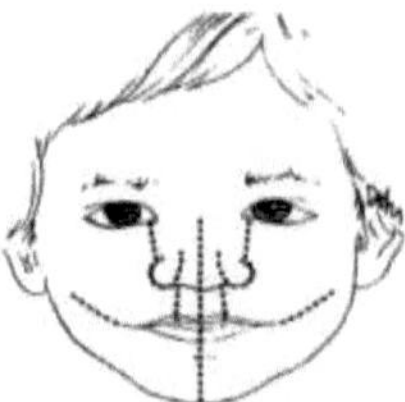

Figura 9
Neste diagrama de uma face (Figura 9), as linhas tracejadas indicam as possíveis localizações das fendas faciais. As áreas entre as linhas tracejadas correspondem às áreas formadas pelos processos faciais originais.[1]

3. Alterações das forças intrínsecas do palato

4. Largura excessiva da cabeça ou prateleiras palatinas diminutas

5. Resistência excessiva da língua

6. Não fusão das prateleiras

7. Fusão de prateleiras com posterior desagregação

8. Falha na queda da língua, como no caso da síndrome de Pierre Robin

9. Patologia do quisto de inclusão.[6]

REFERÊNCIAS

1. Letty Moss-Salentijn, Edwin S.Robinson. Facial And Palatal Development.Larsen 3ª edição: p.352; pp.365-371; 398-404.

2. Enlow DH. Conceitos introdutórios do processo de crescimento. Manual de crescimento facial. Philadelphia: W.B. Saunders; 1975. p12.

3. Moss ML. O papel primário das matrizes funcionais no crescimento facial. Am J Orthod 1969; 55:566.

4. Moss ML. A matriz funcional. In: Kraus BS, Riedel RA eds.Vistas of Orthodontics. Philadelphia,Pa: Lea & Febiger; 1962.

5. Scott JH. A cartilagem do septo nasal. Br Dent J 1953; 95:37-43.

6. Marwah N. Textbook of pediatric dentistry. 2nd edn, Nova Deli: Jaypee Brothers medical publishers (P) ltd; 2009.p.602-03.

ETIOLOGIA

A etiologia da fenda labial/palatina é desconhecida, mas os estudos sugerem que podem estar envolvidos vários factores genéticos e ambientais, como medicamentos, infecções, doenças maternas, tabagismo materno, consumo de álcool e deficiência de ácido fólico.

Factores genéticos:

As malformações fissuradas ocorrem frequentemente em síndromes, em que o locus genético é conhecido. As mutações nos cromossomas 2p, 4q, 6p, 17q, 19q ou 22q, por exemplo, parecem ser a causa das malformações fissuradas. Como consequência, pode postular-se uma grande variedade de aberrações genéticas correlacionadas com a fenda labial/palatina. Além disso, é possível uma herança ligada ao X, autossómica dominante e recessiva.

Desde a primeira publicação da associação entre um gene candidato (fator de crescimento transformador α ou *TGFA*) e fendas isoladas do lábio e palato em 1989[1] , muitas publicações descreveram tentativas semelhantes para identificar outros genes de fendas[2] . Quanto ao trabalho original desenvolvido sob a liderança do Dr. Jeffrey C. Murray , o trabalho realizado durante a década de 1990 foi guiado por análises de segregação que sugeriam que um terço dos casos isolados de fenda labial e palatina são explicados por um único modelo genético principal[3,4] . No trabalho original, o dr.Murray e colegas salientaram que, embora os estudos de associação sejam o primeiro passo para facilitar a identificação de alelos de suscetibilidade para a fenda labial e palatina isolada, era necessário mais trabalho para permitir (1) estimativas mais exactas das frequências de haplótipos (devido à potencial inflação da frequência derivada da homozigotia e de amostras de pequena dimensão),(2) replicação dos resultados noutras populações e (3) uma vez que este tipo de dados não permite a determinação da contribuição global de um determinado locus, a geração de evidências de ligação fundamentaria a associação, bem como indicaria que o locus se enquadraria efetivamente no modelo do gene principal.[1]

Uma avaliação dismorfológica ou genética faz parte da avaliação completa de cada criança com fenda. A fenda labial e palatina afecta aproximadamente 1:1.000 caucasianos, 1:500 asiáticos e 1:2.000 afro-americanos neste país. Embora a maioria dos pacientes com fenda labial e palatina seja saudável, cerca de 25% têm defeitos congénitos associados/anomalias cromossómicas ou uma síndrome genética.[6]

Apesar de existirem mais de 400 síndromes associadas à fenda labial ou fenda palatina[7] , as três síndromes seguintes devem ser objeto de especial atenção.

1. **A síndrome Velocardiofacial,** devida a uma deleção do cromossoma 22q11.2, deve ser considerada em crianças com insuficiência velofaríngea, fenda palatina submucosa ou fenda palatina. **A síndrome de Van der Woude,** uma doença autossómica dominante, deve ser considerada numa criança com fenda labial/palatina ou fenda palatina que tenha uma história familiar de fenda mista em que a criança ou outro membro da família tem fossas labiais inferiores.

2. **A síndrome de Stickler,** uma doença autossómica dominante do colagénio com miopia congénita variável, fendas e artropatia, deve ser considerada em todos os bebés com sequência de Robin. Para os pais com um filho afetado, o risco de recorrência em futuras gravidezes é de 2-5%. Este risco aumenta se existirem mais membros da família com fendas. Os riscos de recorrência específicos da condição e as opções de testes pré-natais devem ser fornecidos às famílias de uma criança com uma condição sindrómica de fenda. Os pais devem ser informados sobre a opção da ultrassonografia para futuras gestações. Uma discussão sobre a sensibilidade da ultrassonografia pré-natal para detetar fissuras deve ser considerada, uma vez que apenas 22% das fissuras palatinas, 67% das fissuras labiais sem fissura palatina e 93% das fissuras labiais com fissura palatina podem ser detectadas em estudos ultra-sonográficos pré-natais entre 18-24 semanas de gestação, se forem obtidas vistas faciais adequadas.[8] Da mesma forma, deve ser considerada uma discussão sobre o potencial papel preventivo da suplementação pré-concecional/pré-natal com folato e a prevenção de factores de risco ambientais (fumo do tabaco, álcool e isotretinoína).

Idealmente, uma avaliação genética deve ser considerada em vários pontos. Após um diagnóstico pré-natal de fenda labial/palatina, a família deve ser encaminhada para uma avaliação genética e para uma ecografia de diagnóstico completa. Se apropriado, pode ser pedida uma amniocentese ou outros testes. O aconselhamento genético preliminar deve sublinhar que o diagnóstico e os riscos de recorrência não podem ser discutidos com precisão até que o bebé nasça e seja examinado. Nesta altura, as famílias devem também ser encaminhadas para uma equipa de fissura lábio-palatina para discussão de questões de gestão e formulação de um plano de alimentação.

Se o diagnóstico de fenda labial/palatina for feito no período neonatal, deve ser feita uma história pré-natal e familiar, o bebé deve ser examinado quanto a caraterísticas dismórficas e deve ser oferecido aconselhamento genético. Quando a crise inicial tiver diminuído (geralmente após seis meses), é adequado abordar novamente os riscos de recorrência. Os pais também podem ser informados sobre a possibilidade de realizar uma ecografia em futuras gravidezes. Se não tiver sido efectuada uma avaliação genética formal, esta deve ser oferecida agora. A possibilidade de uma doença genética também deve ser considerada à medida que a criança amadurece, porque a morfologia facial muda com o crescimento. Para além disso, os problemas de desenvolvimento e as perturbações de aprendizagem podem surgir apenas mais tarde. Na adolescência, os riscos de recorrência devem ser revisitados com o paciente e a família. Devido à rápida evolução da informação e da tecnologia genética, deve ser oferecida a todas as famílias com adolescentes a oportunidade de verem as suas preocupações abordadas numa consulta formal de genética. Se um dismorfologista ou geneticista não fizer parte da equipa de fissuras labiopalatinas, deve ser discutida uma consulta externa e deve ser oferecido um encaminhamento. Também pode ser necessário apoio psicossocial adicional nestas alturas, uma vez que os pais podem ter dificuldade em lidar com a informação fornecida.

Doenças monogénicas ou de um único gene

Aproximadamente metade das síndromes reconhecidas associadas à fenda labial e palatina são devidas a doenças de um único gene, com igual distribuição entre autossómicas dominantes e autossómicas recessivas.

Os defeitos de um único gene podem dar origem a padrões mendelianos de hereditariedade, quer de fenda labial (palatina) isolada, quer de malformações múltiplas associadas a fenda labial com ou sem fenda palatina.

Exemplo:

1. Fenda sub-mucosa ligada ao X num índio da Colúmbia Britânica.

2. A síndrome de Vander Woude, em que as fossas labiais estão associadas à CL (PC), ocorre com uma herança autossómica dominante.

Herança poligénica ou multifatorial

Ou seja, vários genes, cada um com um efeito relativamente pequeno, actuam em conjunto com mecanismos de desencadeamento ambientais mal definidos, levando à expressão da anomalia. Assim, estes casos apresentam uma ligeira tendência familiar, mas não se enquadram em padrões de hereditariedade mendelianos simples.

O ambiente pode influenciar a expressão do que parece ser, antes de mais, uma perturbação genética, e os antecedentes genéticos influenciam a suscetibilidade a doenças causadas pelo ambiente.

Enquanto algumas doenças podem ser modificadas por influências ambientais ou genéticas, outras só se manifestam quando ocorre a combinação adequada de factores genéticos e ambientais.

Uma abordagem para resolver a influência da genética e do ambiente é através de estudos de gémeos. A frequência de concordância (ambos os membros do par de gémeos afectados) de gémeos monozigóticos (idênticos) é comparada com a de gémeos fraternos dizigóticos.

Os gémeos monozigóticos partilham todos os genes e, portanto, teoricamente deveriam ser concordantes para as doenças de etiologia genética pura. Os gémeos dizigóticos partilham apenas metade dos seus genes e não são mais parecidos geneticamente do que qualquer par de irmãos. Se a caraterística em estudo for determinada geneticamente sem influência ambiental, espera-se que os gémeos monozigóticos tenham 100% de concordância e os gémeos dizigóticos menos. Se a perturbação for inteiramente ambiental, deverá haver uma concordância igual entre gémeos monozigóticos e dizigóticos. Se houver uma interação entre uma predisposição genética e um agente ambiental necessário para uma expressão clínica, espera-se uma concordância mais elevada entre gémeos monozigóticos do que entre gémeos dizigóticos, mas não de 100%. Este facto é comprovado pela concordância global registada na CL (P), que é de aproximadamente 35% para os gémeos monozigóticos e de 6,2% para os gémeos dizigóticos.

O modelo multifatorial prevê que os familiares partilhem alguns dos genes que predispõem à doença e que, por isso, se aproximem do limiar de doenças.

Em contraste com a hereditariedade mendeliana simples, o risco para os descendentes subsequentes deve aumentar com o número de familiares afectados e com a gravidade do defeito.

Anomalias cromossómicas

As anomalias cromossómicas representam 18% das síndromes de fissura e estão invariavelmente associadas a outras malformações, atraso no desenvolvimento e mau prognóstico. As anomalias cromossómicas, nomeadamente a trissomia D e também, menos frequentemente, a trissomia E, podem causar múltiplas malformações, incluindo a FL (P). Existem múltiplas deleções e translocações em que os relatos de casos individuais incluem fissuras. As fissuras são três vezes mais frequentes na síndrome de Down. A maioria das fendas são isoladas e sem etiologia conhecida. As fendas identificadas em 2,5 milhões de nascimentos, 62% foram esporádicas. Os padrões de recorrência de fendas labiais e palatinas em famílias com um número variado de fendas sugerem que a interação de talvez três ou seis genes pode ser responsável.[9]

Síndromes associadas à fenda labial / palatina

Autossómica dominante

- Síndrome de Van der Woude (fossas labiais com fenda labial/palatina)
- Síndrome EEC (displasia ectrodáctil ectodérmica e fissura)
- Artro-oftalmopatia hereditária (síndrome de Stickler)
- Síndroma de Larsen (inicialmente considerado recessivo)
- Síndrome de Marshall (descolamento da retina, miopia e fenda palatina)
- Displasia espondiloepifisária congénita

Autossómico recessivo
- Condrodisplasiapunctata (síndrome de Conradi)
- Nanismo catastrófico
- Síndrome de Smith-Lemli-Opitz
- Síndrome de Meckel
- Síndrome orofaciodigital tipo II
- Síndrome de Fryns (com hérnia diafragmática, anomalias dos membros e da face)
- Síndrome de Roberts
- Síndrome Velocardiofacial (Shprintzen)

Ligado ao X
- Síndrome orofaciodigital, tipo I (dominante, letal no sexo masculino)
- Síndrome otopalatogidital
- Fenda palatina isolada ligada ao X com anquiloglossia

Cromossómica
- Trissomia 13
- Trissomia 18
- Deleções do cromossoma 18
- Várias outras anomalias autossómicas

- Não-mendeliano

- Síndrome de Peirre Robin

- Fenda com doença cardíaca congénita

- Síndrome de De Lange.[10]

Fator ambiental

As influências ambientais também podem causar, ou interagir com os genes para produzir fendas orofaciais.[11] Um exemplo de como os factores ambientais podem estar ligados à genética vem da investigação sobre mutações no gene PHF8 que causam fenda labial/palatina. Descobriu-se que o PHF8 codifica uma histona lisina desmetilase e está envolvido na regulação epigenética. A atividade catalítica da PHF8 depende do oxigénio molecular, um facto considerado importante no que diz respeito aos relatórios sobre o aumento da incidência de fendas labiais/palatinas em ratinhos que foram expostos a hipoxia no início da gravidez. Nos seres humanos, a fenda labial fetal e outras anomalias congénitas foram também associadas à hipóxia materna, causada, por exemplo, pelo tabagismo materno, pelo abuso de álcool materno   ou por algumas formas de tratamento da hipertensão materna. Outros factores ambientais que foram estudados incluem: causas sazonais (como a exposição a pesticidas); dieta materna e ingestão de vitaminas; retinóides - que são membros da família da vitamina A; medicamentos anticonvulsivos; álcool; consumo de cigarros; compostos de nitratos; solventes orgânicos; exposição parental ao chumbo; e drogas ilegais (cocaína, crack, heroína, etc.).[12]

Fumar

A relação entre o tabagismo materno e a fenda labial e palatina não é forte, mas é significativa. Vários estudos têm consistentemente produzido um risco relativo de cerca de 1,3- 1,5.[13] Quando o tabagismo materno foi considerado em conjunto com um fundo genético positivo, o efeito combinado foi mais significativo.Além disso, verificou-se que o genótipo materno da glutationa-transferase (GSTT1), quando combinado com o tabagismo, poderia aumentar significativamente o risco de fenda labial e palatina (odds ratio=4,9).[14] Um estudo relatou que o tabagismo materno e os genótipos MSX1 infantis actuaram em conjunto para aumentar o risco de fenda labial e palatina em 7,16 vezes.[15]

Consumo de álcool

O consumo excessivo de álcool por parte da mãe, para além de provocar a síndrome alcoólica fetal, também aumenta o risco de fenda labial e palatina. Um estudo mostrou que o consumo de álcool por parte da mãe aumenta o risco de fenda labial e palatina em 1,5-4,7 vezes, de forma dependente da dose.[16] Os resultados foram apoiados por Shaw e Lammer, que mostraram que as mães que consumiam mais de cinco bebidas por ocasião tinham um risco 3,4 vezes maior de dar à luz um bebé com fenda labial e palatina.[17] No entanto, o baixo nível de consumo de álcool não parece aumentar o risco de fendas orofaciais. A relação entre o consumo de álcool e os genótipos no risco de fenda labial e palatina ainda não foi demonstrada.

Utilização de ácido fólico e multivitaminas

Foi relatado que se os suplementos vitamínicos, nomeadamente o ácido fólico e as cobalaminas, não fossem tomados durante o início da gravidez, o risco de fenda labial e palatina poderia ser triplicado.[18] Também se verificou que a deficiência de ácido fólico com um genótipo pré-existente de TGFATaqI C2 aumentava o risco de fenda labial e palatina.[19] Além disso, o metabolismo defeituoso da homocisteína dependente de vitaminas na mãe é um fator de risco para fenda labial e palatina na descendência. Num estudo de caso-controlo, as mães de doentes com fenda labial e palatina apresentavam níveis significativamente mais elevados de homocisteína, níveis mais baixos de vitamina B6 no sangue total e uma taxa mais elevada de hiper-homocisteinemia.[20] O papel da suplementação com ácido fólico na prevenção da fenda labial e palatina tem sido investigado em vários estudos. Parece que a suplementação com baixas doses de ácido fólico através da fortificação de produtos à base de cereais não pode proteger contra a fenda labial e palatina.[21] Apenas uma dose muito elevada de ácido fólico suplementar (10 mg/dia) pode reduzir significativamente o risco de fenda labial e palatina (foi observada uma redução de 65%).[22]

Esteróides

Os corticosteróides constituem os fármacos de primeira linha para o tratamento de uma variedade de doenças em mulheres em idade fértil. O papel dos corticosteróides na formação de fendas em modelos animais é bem conhecido.[23] A fenda labial e palatina é induzida na descendência de ratinhos prenhes que recebem glucocorticóides. No entanto, a incidência varia consoante as estirpes consanguíneas e também consoante a dose administrada e a fase da gestação em que o medicamento é administrado. Verificou-se que a cortisona não só afectava o conteúdo da matriz extracelular (MEC) e o número de células das prateleiras palatinas nos ratinhos, como também a elevação das prateleiras era retardada e apenas metade dos palatos tratados com cortisona atingia o posicionamento horizontal completo das prateleiras em todas as regiões do palato.[24] Também estudaram os efeitos teratológicos na morfogénese labial após a administração de hexacetonida de triamcinolona no oitavo dia de gestação. A frequência de fendas labiais e palatinas em ratos tratados foi mais de três vezes superior à frequência espontânea em controlos não tratados. Os embriões afectados mostraram uma redução grave no tamanho dos processos nasais laterais.

Um estudo examinou estirpes de ratinhos quanto à suscetibilidade à fenda palatina induzida pela cortisona e confirmou o papel dos genes ligados ao *H-2* no cromossoma 17.[25] Mais tarde, o gene identificado foi o gene da suscetibilidade à fenda palatina-1 (Cps-1).[26]Um estudo mapeou um locus principal para o gene da fenda labial multifatorial não sindrómica no cromossoma 11 do rato, numa região com homologia de ligação com o 17q21-24 humano, apoiando os relatos de associação da FL(P) humana com o locus do recetor alfa do ácido retinóico (RARA).[27]Estudos investigaram a associação entre o uso de corticosteróides maternos durante o período periconcepcional (1 mês antes da conceção até 3 meses após a conceção) e o parto de crianças com anomalias congénitas selecionadas e encontraram um risco aumentado de FL/PNS.[28]Um estudo espanhol de controlo de casos encontrou uma associação entre o uso sistémico materno de glucocorticóides e o nascimento de uma criança com fenda labial e palatina, com base em cinco pacientes expostos, um dos quais tinha múltiplas malformações e pode ter trissomia 13.[29] Outro estudo demonstrou igualmente que, embora a prednisona não represente um risco teratogénico importante em seres humanos em doses terapêuticas, aumenta o risco de fenda oral em 3-4 vezes, o que é consistente com os resultados de estudos existentes em animais.[30] Um estudo retrospetivo encontrou uma associação positiva entre o uso de corticóides sistémicos e a ocorrência de fenda labial com ou sem fenda palatina.[31] Da mesma forma, tal como relatado em estudos anteriores, uma investigação recente de controlo de casos com base na população observou um risco moderadamente aumentado de fenda labial e palatina nos descendentes de mulheres que usaram corticosteróides durante o início da gravidez.[32]

Anticonvulsivantes

Os anticonvulsivantes (fenitoína/hidantoína, oxazolidinonas e ácido valpróico) estão associados a um risco claramente demonstrado de aumento de defeitos congénitos.[33] Todas as três classes terapêuticas são susceptíveis de produzir fendas labiopalatinas, embora de forma inconsistente, como parte de embriopatias graves e significativamente sobrepostas. É também de salientar que foi detectado um aumento significativo do uso de benzodiazepinas em mães de crianças com fenda palatina isolada, e um aumento não significativo em mães de crianças com fenda labial e palatina.[34] Um estudo relatou a associação da fenda labial e palatina com a exposição ao diazepam no primeiro trimestre.[35] Outro estudo abordou a questão da benzodiazepineteratogenicidade como um todo.[36] Embora o diazepam em doses elevadas seja um teratogénio fraco em ratos susceptíveis, a sua interferência no desenvolvimento da face fetal é provavelmente modesta ou inexistente. Sabe-se que as mulheres com epilepsia têm um risco acrescido de ter filhos com fendas orofaciais. Este risco tem sido atribuído principalmente aos efeitos teratogénicos dos fármacos antiepilépticos, mas também foram sugeridos outros factores de risco, incluindo a epilepsia per se ou alguns defeitos genéticos subjacentes associados à epilepsia.[37]

REFERÊNCIAS

1. Ardinger HH, Buetow KH, Bell GI, Bardach J, VanDemark D, Murray JC: Associação da variação genética do gene do fator de crescimento transformador α e da fenda labial e palatina. Am J Hum Genet 1989; 45:348-353.

2. Marwah N. Textbook of pediatric dentistry. 2nd edn, Nova Deli: Jaypee Brothers medical publishers (P) ltd; 2009.p.602-03.

3. Chung CS, Bixler D, Watanabe T, Koguchi H, Fogh-Andersen P: Segregation analysis of cleft lip with or without cleft palate: a comparison of Danish and Japanese data. Am J Hum Genet 1986;39: 603-611.

4. Marazita ML, Spence MA, Melnick M: Determinação do gene principal da responsabilidade pela fenda labial com ou sem fenda palatina: uma visão multirracial. J Craniofac Genet Dev Biol 1986;2:89-97.

5. Fenda Artesanal - a evolução da sua cirurgia - Millard- Vol.1

6. URL:http://www.amazon.com/Comprehensive-Cleft-Care-Joseph Losee/dp/007148180X(acedido em 11 de abril de 2017)

7. Cash C,Set P, Coleman N. The accuracy of antenatal ultrasound in the detection of facial clefts in a low-risk screening population. Ultrasound in Obstetrics and Gynecology 2001;18: 432-436.

8. Patil SB, Kale SM, Khare N, Math M, Jaiswal S, Jain A. Mudança de padrões na demografia das deformidades da fenda lábio-palatina num país em desenvolvimento: o efeito Smile Train - o que está para vir? Plast Reconstr Surg. 2011 Jan;127(1):327- 32.

9. Cobourne M.T. Cleft Lip and Palate. Epidemiologia, etiologia e tratamento. Karger. Vol 16, 2012.

10. Batra P, Duggal R, Parkash H.Genetics of cleft lip and palate revisited: The Journal of Clinical Pediatric Dentistry2003;27:311-20.

11. Kholi SS, Kholi VS. Uma revisão abrangente da base genética da fenda labial e palatina: Journal of Oral and Maxillofacial Pathology 2012;16:64-72.

12. Wyszynski DF, Wu T. Use of US birth certificate data to estimate the risk of maternal cigarette smoking for oral clefting. Cleft Palate Craniofac J 2002;39:188-92

13. Van Rooij IA, Wegerif MJ, Roelofs HM, Peters WH, Kuijpers Jagtman AM, Zielhuis GA, et al.

Tabagismo, polimorfismos genéticos em enzimas de biotransformação e fenda oral não sindrómica: Uma interação gene-ambiente.Epidemiology 2001;12:502-7.

14. Beaty TH, Hetmanski JB, Zeiger JS, Fan YT, Liang KY, VanderKolk CA, et al. testando genes candidatos para fendas orais não sindrómicas utilizando um desenho de trio de casos-pais. Genet Epidemiol 2002;22:1-11.

15. Munger RG, Romitti PA, Daack-Hirsch S, Burns TL, Murray JC, Hanson J. Maternal alcohol use and risk of orofacial cleft birth defects. Teratology 1996;54:27-33.

16. Shaw GM, Lammer EJ. Consumo de álcool materno periconcepcional e risco de fendas orofaciais. J Pediatr 1999;134:298-303.

17. Natsume N, Kawai T, Ogi N, Yoshida W. Factores de risco maternos na fenda labial e palatina: Estudo de caso-controlo. Br J Oral MaxillofacSurg 2000;38:23-5.

18. Shaw GM, Nelson V, Carmichael SL, Lammer EJ, Finnell RH, Rosenquist TH. Vitaminas maternas periconcepcionais: Interactions with selected factors and congenital anomalie 2002;13:625-30.

19. Jugessur A, Lie RT, Wilcox AJ, Murray JC, Taylor JA, Saugstad OD, et al. Fenda palatina, variantes do gene do fator de crescimento transformador alfa e exposições maternas: Assessing-environment interactions in case-parent triads. Genet Epidemiol 2003;25:367-74.

20. Wong WY, Eskes TK, Kuijpers-Jagtman AM, Spauwen PH, Steegers EA, Thomas CM, et al. Fendas orofaciais não sindrómicas: associação com hiperhomocisteinemia materna. Teratology1999;60:253 -7.

21. Ray JG, Meier C, Vermeulen MJ, Wyatt PR, Cole DE. Associação entre a fortificação alimentar com ácido fólico e as fendas orofaciais congénitas. J Pediatr 2003;143:805-7.

22. Tolarova M, Harris J. Reduced recurrence of orofacial clefts after periconceptional supplementation with high-dose folic acid and multivitamins.Teratology 1995;51:71-8.

23. Baxter H, Fraser FC. Produção de defeitos congénitos na descendência de ratinhos fêmeas tratados com cortisona. McGill Med J 1950;19:245-9.

24. Diewert VM, Pratt RM. Fenda palatina induzida por cortisona em ratinhos A/J: Falha no contacto da prateleira palatina. Teratologia 1981;24:149-62.

25. Gasser DL, Mele L, Lees DD, Goldman AS. Os genes em ratos que afectam a suscetibilidade à fenda palatina induzida pela cortisona estão intimamente ligados aos genes Ir nos cromossomas 2 e 17. Proc Natl Acad Sci U S A 1981;78:3147-50.

26. Gasser DL, Goldner Sauve A, Katsumata M, Goldman AS.Restriction fragment length polymorphisms, glucocorticoid receptors, and phenytoin-induced cleft palate in congenic strains of mice with steroid susceptibility differences. J Craniofac Genet Dev Biol 1991;11:366-71.

27. Juriloff DM, Mah DG. O locus principal para a fenda labial não sindrómica multifatorial está localizado no cromossoma 11 do rato. Mamm Genome 1995;6:63-9.

28. Carmichael SL, Shaw GM. Uso de corticosteróides maternos e risco de anomalias congénitas selecionadas. Am J Med Genet 1999;86:242-4.

29. Rodriquez-Pinilla E, Martmez-Frias ML. Corticosteróides durante a gravidez e fendas orais: Um estudo de caso-controlo. Teratologia 1998;58:2-5.

30. Park-Wyllie L, Mazzotta P, Pastuszak A, Moretti ME, Beique L, Hunnisett L, et al. Birth defects after maternal exposure to corticosteroids: Estudo de coorte prospetivo e metanálise de estudos epidemiológicos. Teratology 2000;62:385-92.

31. Pradat P, Robert-Gnansia E, Di Tanna GL, Rosano A, Lisi A,Mastroiacovo P. First trimester exposure to corticosteroids andoral clefts. Birth Defects Res A Clin Mol Teratol2003;67:968-70.

32.   Carmichael SL, Shaw GM, Ma C, Werler MM, Rasmussen SA, Lammer EJ. Uso de corticosteróides maternos e fendas orofaciais.Am J Obstet Gynecol 2007;197:683-4.

33.   Gorlin R, Cohen M, Levin S. Syndromes of the Head and Neck.Oxford: Oxford University Press.1990;336-38.

34.   Saxen I, Saxen L. Association between maternal intake of diazepam and oral clefts. Lancet 1975;2:498.

35.   Safra MJ, Oakley GP Jr. Association between cleft lip with or without cleft palate and prenatal exposure to diazepam. Lancet1975;2:478-80.

36.   Czeizel A. Ausência de provas de teratogenicidade dos medicamentos benzodiazepínicos na Hungria. Reprod Toxicol1988;1:183~8.

37.   Durner M, Greenberg DA, Delgado-Escueta AV. Is there a genetic relationship between epilepsy and birth defects Neurology 1992;42:63-7.

CATEGORIAS DE FENDAS E DEFORMIDADES ASSOCIADAS DE FENDAS LABIAIS E PALATINAS

Dependendo das caraterísticas elementares da embriologia, anatomia e fisiologia do defeito da fenda, as variedades de fendas do lábio e do palato podem ser tabuladas em quatro categorias gerais: (1) as que envolvem o lábio e o alvéolo; (2) as que envolvem o lábio e o palato; (3) aquelas em que apenas o palato é afetado; e (4) a insuficiência congénita do palato. O termo "palato" incluirá tanto o palato duro como o véu palatino (Figura 16).

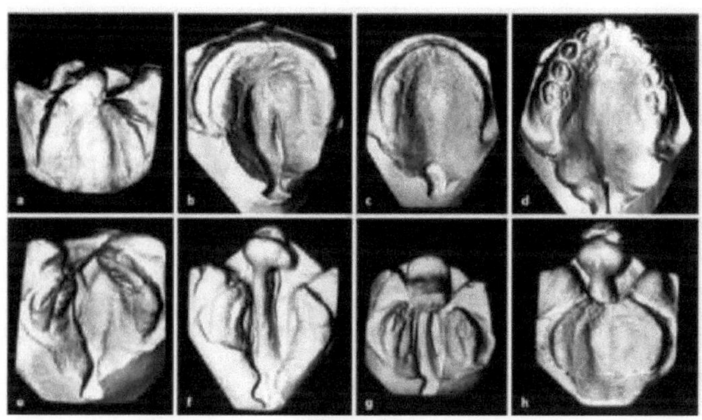

Figura. 16

Fenda labial:

A fenda do lábio pode ser completa, estendendo-se desde o bordo do vermelhão até ao pavimento do nariz, ou pode ser incompleta. Existem vários graus de fendas labiais incompletas. São observados defeitos mínimos envolvendo apenas a borda do vermelhão. Noutros, o defeito pode estender-se até ao nariz como uma fenda submucosa na banda muscular, apenas com ponte entre a membrana mucosa, a pele e o tecido conjuntivo fibroso.

A cartilagem alar nasal do lado da fenda é deslocada e achatada em maior ou menor grau, dependendo da extensão e largura da fenda. A ponta do nariz é desviada para o lado não fendido. A fenda do lábio pode ser unilateral ou bilateral, ocorrendo num ou em ambos os lados, respetivamente.

Se bilateral, pode ser simétrica ou assimétrica, ou seja, pode ou não envolver o lábio igualmente em ambos os lados (Fig. 17). Deve-se notar que, nas fissuras bilaterais, uma porção mediana do lábio é isolada na linha média e permanece ligada à pré-maxila e à columela. Essa porção do lábio contém o filtro. Nas fendas bilaterais completas do lábio, a pré-maxila se projeta consideravelmente para frente do perfil facial (Fig. 17). Está ligada a um vómer em forma de pedúnculo e ao septo nasal.

A columela parece ser deficiente e as cartilagens alares estão achatadas em ambos os lados. O efeito no perfil facial é o de acentuar ainda mais a protuberância da pré-maxila e a porção do lábio que está ligada à superfície facial.

Quanto mais completo for o defeito no lábio, maior será a influência da fenda no processo alveolar. Devido a esta relação constante entre o lábio e o processo alveolar, não é necessário incluir o processo alveolar como uma entidade separada nesta descrição e classificação.

Os processos alveolares maxilares surgem do mesoderma nas profundezas de um sulco que separa o lábio e o palato, enquanto o tegmenoris dá origem apenas ao palato mole e à parte central do palato duro.

A relação entre o grau de efeito da fenda no processo alveolar e os defeitos na dentição decídua e permanente é interessante

O defeito dentário pode ser avaliado em termos do número de dentes, da sua forma e estrutura, bem como da posição dos dentes na arcada dentária. As irregularidades no processo alveolar variam desde pequenas covinhas associadas a pequenas fissuras no lábio até sulcos reais no processo alveolar e, em casos extremos de fissuras totais no rebordo alveolar, deslocamento do segmento pré-maxilar para o lado não fissurado. Pequenas covinhas ou sulcos no rebordo alveolar tendem a ser preenchidos à medida que a mandíbula cresce.

No entanto, o incisivo lateral decíduo que erupciona nessa área pode ser em forma de T, ou de outra forma deformado, e mal posicionado na linha de oclusão. Documentação adicional e análise de registos seriados devem fornecer informações detalhadas sobre a erupção dos dentes adjacentes à fenda no processo alveolar.[1] (figura 17, 18)

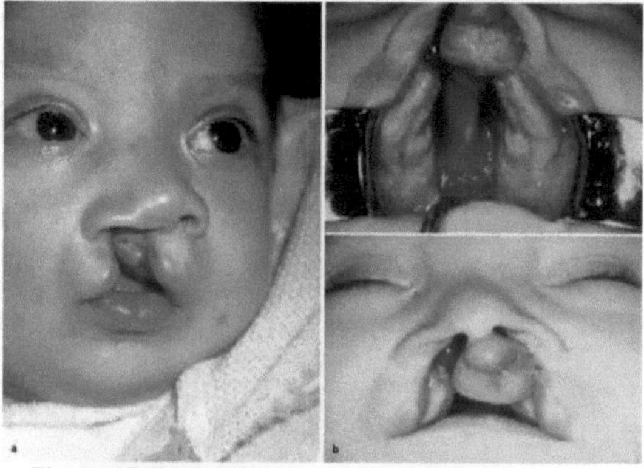
Figura. 17. Fenda labial e palatina unilateral completa.

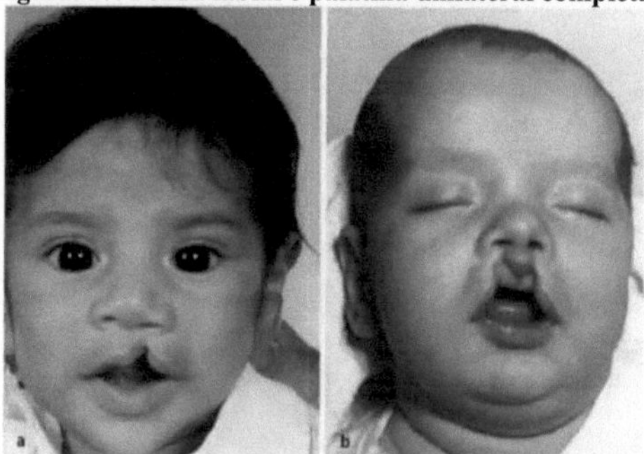
Figura. 18. Fenda labial incompleta.

Fenda labial e palatina:

As fendas labiais e palatinas podem ser unilaterais ou bilaterais. Podem ser completas ou incompletas.

Numa fenda unilateral completa do lábio e do palato, existe uma comunicação direta entre as cavidades oral e nasal no lado do palato onde a fenda está situada. O septo nasal está ligado ao processo palatino do lado oposto, separando assim a câmara nasal da cavidade oral.

Em cada categoria existe uma gama notável de variações. De facto, podem existir vários graus de incompletude da fenda do lábio e do palato em combinações demasiado numerosas para serem descritas convenientemente. Além disso, algumas fendas unilaterais do lábio e do palato apresentam uma grande separação das prateleiras palatinas. Outras apresentam uma separação menor e, nalguns casos, os segmentos sobrepõem-se de facto.

O segmento palatino do lado da fenda é frequentemente inclinado medialmente e para cima. O vômer é desviado da linha média na linha de fixação ao processo palatino no lado não fissurado. Este desvio pode ser tão extremo que o vômer assume uma posição quase horizontal na sua margem inferior.

A fenda labial e palatina bilateral também pode ser completa ou incompleta. Se incompleta, pode ser simétrica ou assimétrica, dependendo da igualdade de envolvimento em ambos os lados. Na fenda labial e palatina bilateral completa, ambas as câmaras nasais estão em comunicação direta com a cavidade oral.

Os processos palatinos são divididos em duas partes iguais, e os cornetos são claramente visíveis em ambas as cavidades nasais. O septo nasal forma uma estrutura de linha média que está firmemente ligada à base do crânio, mas é bastante móvel na frente, onde suporta a pré-maxila e a columela. Os roentgenogramas cefalométricos revelam a existência de uma linha de sutura, a sutura pré-maxilar-vomeriana, entre o vômer e a pré-maxila. Esta sutura desempenha um papel importante no crescimento facial e é também um ponto de flexão da pré-maxila sobre o vómer.

A pré-maxila pode ser pequena ou grande, simétrica ou assimétrica. O número de dentes incisivos contidos neste segmento está diretamente relacionado com o seu tamanho e forma. Podem faltar dentes permanentes e pode conter apenas 1 ou mais dentes decíduos. Quando a fenda labial é completa em ambos os lados, a pré-maxila projecta-se consideravelmente para a frente em relação ao aspeto facial dos maxilares. Esta protrusão anterior é menos evidente se o lábio estiver incompletamente fendido num ou em ambos os lados.[2]

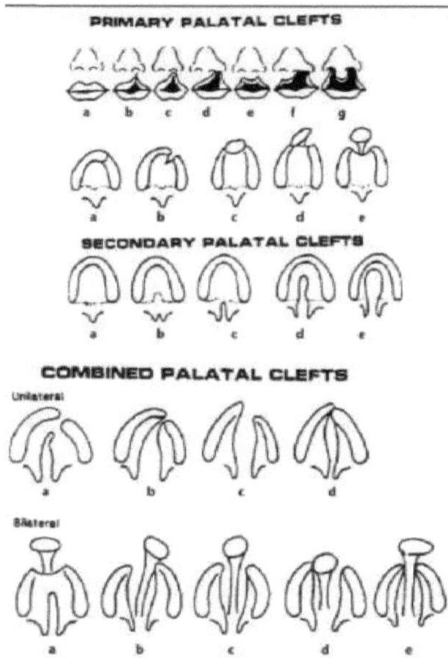

Figura. 19. Variações na forma, tamanho e extensão da fissura nas fissuras palatinas primárias, secundárias e combinadas.

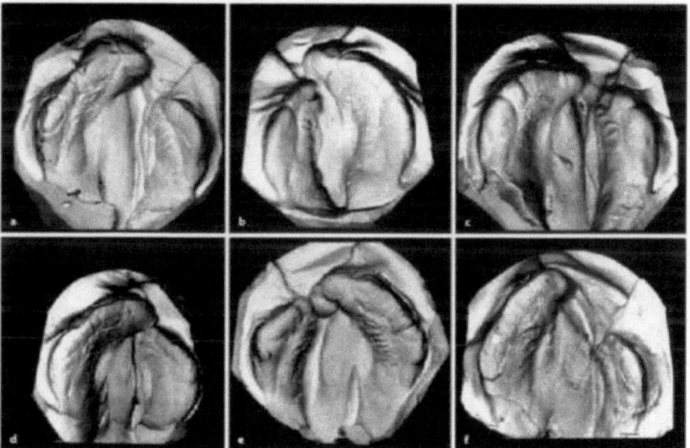

Figura. 20. Variedades de fendas labiais e palatinas unilaterais ao nascimento.

Fenda palatina isolada:

Neste defeito, nem o lábio nem o processo alveolar estão envolvidos. A fenda pode envolver apenas o palato mole ou ambos os palatos mole e duro, mas nunca apenas o palato duro. Esta observação está de acordo com a constatação de que a fusão dos palatos duro e mole se processa da frente para trás.

A fenda pode estender-se para a frente a partir da úvula em graus variáveis. Nalguns casos, a fenda está limitada à úvula ou à úvula e ao palato mole. Noutros, pode estender-se até ao palato duro. Recomenda-se a realização de um exame digital da borda posterior do palato duro, onde um entalhe na linha média revelará a presença de uma fenda submucosa. A extensão total das fendas submucosas pode ser mapeada por laminagrafia cefalométrica ou por transiluminação através do nariz.

Na forma extrema, a fenda palatina pode estender-se anteriormente até ao forame nasopalatino, o canal incisal. Quando a fenda envolve uma porção considerável do palato duro, as câmaras nasais estão em comunicação direta com a cavidade oral. Na maioria dos casos, o septo nasal não está ligado a nenhum dos processos palatinos em toda a extensão da fenda. No entanto, podem ser observadas assimetrias ocasionais em que o septo está mais ligado a uma porção do processo palatino de um lado do que ao processo palatino do lado oposto. O contorno da fenda pode ser largo ou estreito, piriforme ou em forma de V. Os arcos dentários excessivamente largos estão associados a fendas largas que se estendem consideravelmente até ao palato duro. Nesses casos, a arcada dentária mandibular pode estar em completa relação lingual com a arcada maxilar, de modo que as cúspides dos dentes não se interdigitam em oclusão. As tábuas cefalométricas laterais revelam que o dorso da língua, em repouso, está elevado e posicionado dentro da cavidade nasal. Durante a deglutição, a ação de impulsão da língua opera para separar os processos palatinos. Estas anomalias na postura e nos movimentos da língua são apoiadas pelas observações dos patologistas da fala.

Neste tipo de fenda, o vómer é significativamente diferente em tamanho e forma do observado na fenda labial e palatina bilateral. Em ambos os tipos, o vômer é visto como uma estrutura de linha média que se estende para baixo a partir da base do crânio, no entanto, na fenda labial e palatina bilateral, a borda inferior do vômer é espessa e arredondada, enquanto que nesta categoria - fenda palatina apenas - o vômer é fino e em forma de faca. Observações seriadas revelam que o padrão de crescimento do vômer é diferente nestes dois tipos de fissuras.[3]

Várias outras caraterísticas distintivas aparentes em algumas das fissuras desta categoria merecem comentários adicionais. A alta incidência de micrognatia mandibular encontrada em pacientes com fissura palatina dá credibilidade à teoria de que, durante o desenvolvimento embrionário, a língua não afundou abaixo dos processos palatinos, impedindo assim a sua fusão na linha média. Isto levanta a questão de saber se poderá existir mais do que um mecanismo causal para produzir os vários tipos de fendas do lábio e do palato. Num estudo exaustivo sobre o modo de hereditariedade da fenda labial e da fenda palatina, Fogh-Andersen[4] concluiu que existem duas malformações diferentes sem qualquer ligação genética. Num grupo estão as fendas que envolvem o lábio e ocorrem mais frequentemente em doentes do sexo masculino. O outro grupo limita-se às fendas palatinas, que são mais frequentes em pacientes do sexo feminino. De acordo com Fogh Andersen, o modo de hereditariedade é diferente para os dois grupos.[5]

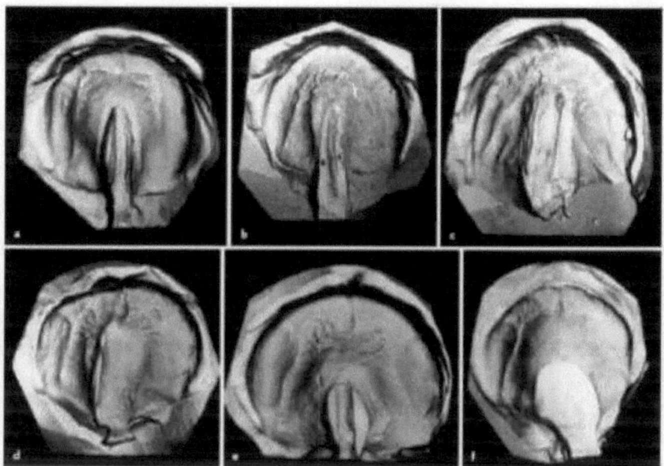

Figura. 21. Variedades da fenda palatina isolada.

Fenda palatina submucosa:

A tríade clássica de sinais de diagnóstico é a úvula bífida, a separação parcial do músculo na linha média com uma superfície mucosa intacta e o entalhe na linha média no bordo posterior do palato ósseo. A hipernasalidade pode ou não existir. É necessário ter cuidado antes de efetuar amigdalectomias e adenoidectomias porque o véu pode ser funcionalmente demasiado curto sem a presença da massa adenoide. Os estudos cefalométricos e nasofaringoscópicos de Berkowitz mostraram uma variabilidade ampla e imprevisível na arquitetura do esqueleto faríngeo e no tamanho e forma do véu palatino nas fendas submucosas, bem como em todos os outros tipos de fendas. Nalguns casos, devido a um espaço faríngeo pouco profundo, com um comprimento e massa velar relativamente bons e um bom movimento lateral da parede faríngea, não existia hipernasalidade. No entanto, na maioria dos casos, o velame é

geralmente demasiado curto, bem como demasiado fino, e não consegue obturar corretamente o espaço

faríngeo. O problema parece dever-se mais a um véu inadequado do que a uma

deficiência nos movimentos da parede lateral.
O tratamento de escolha é um retalho faríngeo de base superior bem posicionado e adequadamente largo.

Não há necessidade aparente de combinar uma palatoplastia com o retalho faríngeo. Em doentes com

infecções recorrentes dos adenóides, recomenda-se que estes sejam removidos antes da colocação do

retalho. A terapia da fala é uma parte integrante do tratamento pós-operatório.[6]

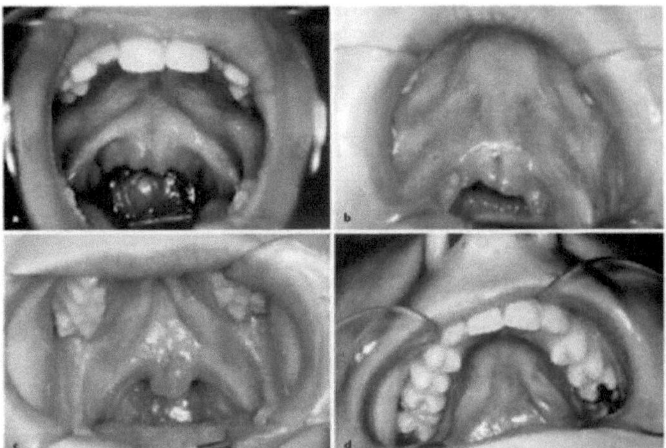

Figura. 22. Fenda palatina submucosa.

Insuficiência palatal congénita:

Tem-se dito que a fenda palatina é um tipo de defeito que pode ser "visto, sentido e ouvido". Em

contraste, o defeito conhecido como insuficiência palatina congénita (IPC), até recentemente, era mais

facilmente ouvido do que visto ou sentido. Esta anomalia raramente é visível à nascença, e a primeira

consciência do defeito ocorre quando a criança desenvolve a hipernasalidade caraterística da fenda

palatina não corrigida. A variedade de factores que produzem este tipo de defeito da fala pode ser

examinada por métodos roentgenográficos e nasofaringoscópicos.

Normalmente, durante a deglutição e durante a fonação, com exceção dos sons "m", "n" e "ng", o palato

mole eleva-se, entrando em contacto com as paredes posterior e lateral da faringe. As sinergias

complicadas que contribuem para esta contração multidimensional servem para separar a nasofaringe

da orofaringe. Se, por qualquer razão, este fecho velofaríngeo não puder ser conseguido, a deglutição fica comprometida e, na fonação, o fluxo de ar necessário para criar a fala é mal direcionado para o nariz. A insuficiência palatal pode ser causada pelo facto de o velum ser demasiado curto e/ou por uma deficiência na dimensão antero-posterior do palato duro.[7]

PROBLEMAS E DEFORMAÇÕES ASSOCIADOS À FENDA LABIAL E PALATINA

A criança pode ser afetada de várias formas por uma fenda labial e palatina e há uma série de áreas importantes a considerar nos seus cuidados, incluindo a alimentação, a audição, a fala e os dentes.[8]

Alimentação

Nos bebés, o palato é importante para gerar sucção durante a alimentação. Os bebés com uma fenda palatina não reparada terão normalmente dificuldades em criar sucção suficiente para obter leite suficiente da mama ou da tetina. Além disso, podem também ter dificuldade em comprimir o mamilo ou a tetina se não houver gengiva ou palato suficientes contra os quais comprimir. Isto pode tornar a alimentação um processo longo e cansativo, e o bebé pode não receber leite suficiente para um crescimento adequado. Está disponível ajuda para gerir estes problemas de alimentação através do coordenador da fenda ou do patologista da fala.[9] Embora muitos recém-nascidos tenham problemas de alimentação, os bebés que nascem com fendas palatinas estão particularmente em risco de não conseguirem prosperar. Uma das razões para tal é a dificuldade que têm em criar sucção com a fenda palatina, o que leva a tentativas de sucção ineficientes e que desperdiçam calorias, resultando numa ingestão nutricional inadequada. Além disso, alguns bebés (por exemplo, com a Sequência de Robin, discutida abaixo) têm dificuldade em coordenar a respiração, a sucção e a deglutição, o que impede ainda mais a ingestão adequada. Assim, os parâmetros de crescimento devem ser monitorizados de muito perto nas primeiras semanas de vida. A alimentação adequada é possível com biberões e técnicas especiais; ambos disponíveis junto de especialistas em alimentação de fissurados (normalmente enfermeiros ou terapeutas de alimentação) associados a equipas de fissura lábio-palatina. O enfermeiro experiente do berçário do recém-nascido pode iniciar uma alimentação adequada, mas é essencial que estes bebés sejam monitorizados a longo prazo.[8]

Sequência de Robin.

A Sequência de Robin consiste em hipoplasia mandibular (micrognatia), glossoptose e uma fenda palatina posterior em forma de U que resulta numa posição posterior da língua que pode interferir com a respiração. Esta constelação de achados foi relatada pela primeira vez pelo estomatologista francês Pierre Robin. Se o bebé aparentar ter esta condição e tiver dificuldade em respirar devido à obstrução da língua (glossoptose), o bebé deve ser colocado na posição de bruços. Se isto não aliviar o sofrimento do bebé e permitir uma oxigenação normal (monitorizada por um oxímetro), está indicada a colocação de um tubo nasofaríngeo (NP) ou de um tubo orofaríngeo temporário. É desejável envolver um otorrinolaringologista experiente se alguma destas intervenções for necessária. Alguns destes bebés podem necessitar de uma utilização prolongada do tubo NP, de uma traqueotomia ou de uma distração mandibular precoce. Mesmo quando o bebé com Sequência de Robin parece estar confortável em repouso, pode ficar tão stressado durante a alimentação que não consegue ganhar peso de forma adequada. Por conseguinte, é essencial uma monitorização atenta. Em alguns bebés, pode ser necessário considerar a alimentação suplementar por sonda nasogástrica ou por sonda de gastrostomia. Muitos factores podem contribuir para a incapacidade de crescimento destes bebés: dificuldade em coordenar a sucção/ deglutição; ineficiência da alimentação com a fenda palatina; glossoptose com aumento do trabalho respiratório; refluxo gastroesofágico; e consumo calórico. Estes problemas podem ser difíceis de resolver e geralmente requerem esforços coordenados de pediatria/cuidados primários, otorrinolaringologia, enfermagem, terapia ocupacional e terapia respiratória. Ocasionalmente, pode ser necessário efetuar um polissonograma (estudo do sono) com monitorização de CO_2 para determinar se a ventilação é adequada. Estas questões são melhor abordadas com uma equipa de fissura lábio-palatina e num hospital onde haja acesso a anestesia pediátrica. No caso de uma emergência respiratória, estes bebés podem ser muito difíceis de entubar devido à sua anatomia anormal.[8]

Audição e efusão do ouvido médio:

Os bebés com fenda palatina correm um risco elevado de doença recorrente e crónica do ouvido médio. As crianças afectadas pela fenda palatina são propensas a ter dificuldades auditivas.[3] Os problemas auditivos associados à fenda palatina estão normalmente relacionados com o líquido no ouvido médio. Todos os bebés com fenda palatina precisam de ter a sua audição monitorizada de perto por um audiologista - geralmente, deve ser marcada uma avaliação da audição quando o bebé tem cerca de 4 semanas de idade, e repetida novamente por volta das 12 semanas de idade. Após o segundo teste de audição, é necessária uma consulta de revisão com um cirurgião de ouvidos, nariz e garganta (ENT). Nessa altura, será tomada uma decisão sobre a necessidade de inserir pequenos tubos (grommets) nos tímpanos. Normalmente, isto pode ser feito ao mesmo tempo que o palato é reparado. Os tubos permanecem normalmente nos tímpanos durante cerca de 6 a 9 meses. Algumas crianças precisarão de mais tubos se os problemas de audição persistirem. Recomenda-se a realização de testes auditivos anuais durante a primeira infância para crianças com historial de fenda palatina.[10]

Discurso

O palato é muito importante para a fala. Na posição fechada, o palato fecha-se firmemente contra a parte de trás e os lados da garganta para fazer uma vedação que impede o ar de entrar no nariz. Isto é muito importante para um grande número de consoantes (p, b, t, d, k, g, f, v, s, z, sh, ch) e para o tom da fala. Se o palato falhar na sua função, o ar escapa-se para o nariz e pode impedir o desenvolvimento das consoantes, bem como causar uma voz excessivamente nasalada. Algumas crianças também desenvolvem uma série de sons que não são habitualmente ouvidos na sua língua materna, o que é frustrante para a criança, pois é difícil para ela compreender. A terapia da fala é geralmente útil para eliminar estes sons e desenvolver os sons encontrados na língua materna da criança.[10]

Dentes

Muitas crianças que nascem com uma fenda labial e palatina têm dentes em falta, particularmente na linha da fenda. Podem também ter dentes a mais, dentes deformados ou malformados. Por este motivo, os seus dentes podem estar apinhados, inclinados ou rodados. É importante que os dentes da criança sejam cuidadosamente tratados. A criança pode querer usar aparelho dentário e outros tratamentos dentários no futuro para melhorar a sua aparência e, para isso, são essenciais dentes saudáveis. As crianças com fenda devem ser vistas por um dentista logo após o aparecimento dos primeiros dentes. Esta consulta é geralmente agendada para cerca dos 18-24 meses de idade. É importante consultar um dentista com experiência no tratamento de pessoas com fendas.[10]

REFERÊNCIAS

1. Pruzansky S. Descrição, classificação e análise das fissuras labiopalatinas não operadas. Am J Orthod. 1953; 39: 590.

2. Pruzansky S. O crescimento do complexo pré-maxilar-vomerina na fenda bilateral completa do lábio e do palato. Tandlaegebladet 1971; 75:1157-1169.

3. Fogh-Andersen P. Inheritance of Harelip and Cleft Palate Copenhaga, Dinamarca: Ny Nordisk Forlag, Arnold Busck 1942.

4. Fogh-Andersen P. Padrões de hereditariedade da fenda labial e palatina. In: Pruzansky S, ed. Congenita Anomalies of the Face and Associated Structures (Anomalias Congénitas da Face e Estruturas Associadas). Springfield, Ill: C Thomas; 1961:123-133.

5. Friede H. Histologia da sutura pré-maxilar-vomeriana num caso de fenda bilateral. Cleft Palate J. 1973; 10:14-22.

6. Friede H. Studies on Facial Morphology and Growth in Bilatera Cleft Lip an Palate.Göteborg, Sweden:University o Göteborg; 1977.

7. URL : http://ukcatalogue.oup.com/product/9780195139068. do(Acedido em 24 de abril de 2017)

8. Chen P,Noordhoff S, Liou E. Treatment of Complete Bilateral Cleft Lip-Nasal Deformity:seminars in plastic surgery 2005;19:1-5.

9. Vieira AR: Desvendando a pesquisa da fissura labiopalatina humana. J Dent Res 2008 87:119-125.

10. Bhatia R, Trivedi B. Papel do dentista pediátrico em pacientes com fenda labial e fenda palatina. Int J Pediatr dent 2009;3:1-5.

GESTÃO GERAL DA FENDA LABIAL E PALATINA

A forma mais fácil de examinar um bebé com fenda labial/palatina é com a cabeça suavemente baixada no colo do dentista e os pais sentados de frente para o dentista, apoiando e controlando os braços e as pernas.

A utilização de pequenos espelhos dentários - n.º 2, com 18 mm de diâmetro (Busch and Co Engelkirchen, Alemanha) é muito útil.

Deve ser efectuado um exame cuidadoso da área da fenda, especialmente do palato duro e do alvéolo, para anotar os aspectos:

- Number of teeth
- Eruption patterns
- Morphology
- Position
- Missing teeth
- Enamel hypoplasia
- Supernumerary teeth

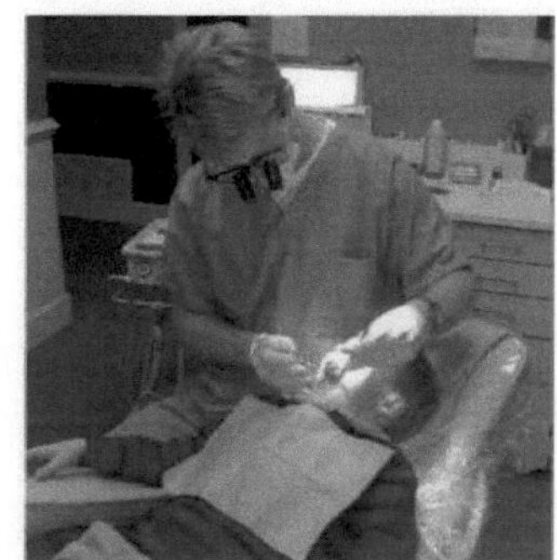

Figura. 23

Qualquer uma das seguintes caraterísticas deve ser observada, uma vez que estas condições podem ocorrer com uma frequência significativamente maior na fenda do que na população normal:

- Os dentes de leite ou neonatais que são normalmente observados no incisivo central superior são um achado comum na fenda palatina unilateral/bilateral completa.

- Aumento da incidência de incisivo lateral ausente congénito - primário/permanente adjacente a dentes alveolares fissurados.

- Aumento da incidência de pré-molares ausentes congénitos.

- O aumento da frequência de dentes supranumerários é outro achado na fenda unilateral/bilateral completa.

- Presença de incisivo lateral primário ectópico - Palatalmente adjacente ou dentro do lado da fenda.

- Os caninos permanentes do lado das fendas alveolares podem irromper palatalmente nas fendas.

- Várias anomalias do dente como hipoplasia do esmalte, microdontia, macrodontia, dentes fundidos, aberração na forma da coroa.

- A presença de sobremordida aumentada leva ao descolamento da gengiva fixada labialmente sobre os incisivos mandibulares, o que causa mordida profunda anterior traumática.

- O perfil facial lateral é visivelmente convexo nas fendas bilaterais superiores completas, o que aumenta à medida que a criança cresce.

- Presença de pré-maxila protuberante e móvel em crianças com fissura labial bilateral completa.

- Presença de mordida cruzada posterior em pacientes com fissura palatina bilateral superior.

- Aumento da incidência de incisivo central permanente rodado adjacente à área da fenda alveolar.

- A perda prematura e a deficiência de osso alveolar são observadas nos dentes permanentes adjacentes à fenda do rebordo alveolar.[1]

Gestão:

Parte do tratamento dividida em dois grupos de acordo com a idade do paciente

A. Do nascimento à dentição mista.

B. A fase da dentição mista até ao início da adolescência e à idade adulta.

A) Desde o nascimento até à dentição mista:

Deve ser efectuado um exame físico completo por um geneticista clínico ou dismorfologista para identificar caraterísticas dismórficas e/ou defeitos congénitos associados ou problemas médicos. As crianças que têm uma história familiar de fendas mistas (fendas labiais e palatinas em diferentes membros da família) devem ser avaliadas quanto a hipodontia, fossas labiais e ansomia. Estudos adicionais, incluindo consulta oftalmológica, ecocardiografia ou outros estudos radiográficos e estudos laboratoriais (como a análise cromossómica) devem ser orientados pelo exame e pela história familiar para facilitar o diagnóstico de síndrome/cromossómico. Estas condições podem ter implicações prognósticas que devem ser tidas em conta para ajudar a orientar as decisões médicas. Normalmente, os pais têm muitas perguntas sobre a etiologia das fissuras que devem ser respondidas pela equipa de fissuras labiopalatinas. Existe uma considerável variabilidade cultural e social nas atitudes familiares em relação às malformações congénitas e à sua causa. Estas questões devem ser exploradas e, quando apropriado, deve ser fornecida informação correta, reconhecendo que a informação médica ocidental não suplanta necessariamente outras crenças culturais e étnicas. Uma vez que os factores genéticos desempenham um papel importante nas condições de fissura, mesmo nas crianças não sindrómicas, devem ser fornecidas informações sobre a causa e os riscos de recorrência empírica a todas as famílias com fissuras, com base na história familiar.

a) Histórico médico: Deve ser obtida uma história médica completa de cada criança com fenda, incluindo uma história pré-natal detalhada, exposições teratogénicas e uma história familiar de três gerações. Esta história familiar deve incluir ocorrências de fendas (e fossas labiais inferiores), hipodontia, outros defeitos congénitos, deficiências de desenvolvimento ou síndromes genéticas conhecidas. A criança com fenda pode ter uma síndrome ou consequência associada, como Pierre Robin, ou ter problemas médicos adicionais. É necessário compreender o problema médico sublinhado para permitir uma gestão dentária e um planeamento do tratamento adequados. As crianças com fenda labial e palatina têm frequentemente problemas associados no ouvido médio e consequentes dificuldades auditivas.

b) História social: O paciente e a sua família têm as suas próprias necessidades particulares e estas tornam-se gradualmente aparentes à medida que se constrói uma relação de confiança com o dentista.

c) Gestão do comportamento: Estes doentes podem ser tímidos, nervosos ou ter problemas de comportamento. As razões são multifactoriais, mas as visitas frequentes ao hospital e as hospitalizações anteriores podem ter um papel importante. As crianças também podem ser influenciadas pelo comportamento dos pais, que por vezes são ansiosos e demasiado protectores. O dentista pediátrico precisa de paciência para estabelecer uma boa comunicação, especialmente nos primeiros anos.

d) Exame dentário: A maneira mais fácil de examinar um bebé é com a sua cabeça gentilmente baixada para o colo do dentista e os pais sentados de frente para o dentista, apoiando e controlando os braços e pernas da criança **(Fig. 23, 24).** A utilização de um pequeno espelho dentário é útil em bocas pequenas, especialmente no doente com fenda. É necessário um cuidado especial quando se examina a área da fenda palatina, uma vez que os dentes são facilmente perdidos nesta região. Pode haver dentes ausentes, geralmente o incisivo lateral primário superior, ou pode haver dentes supranumerários presentes na área da fenda.

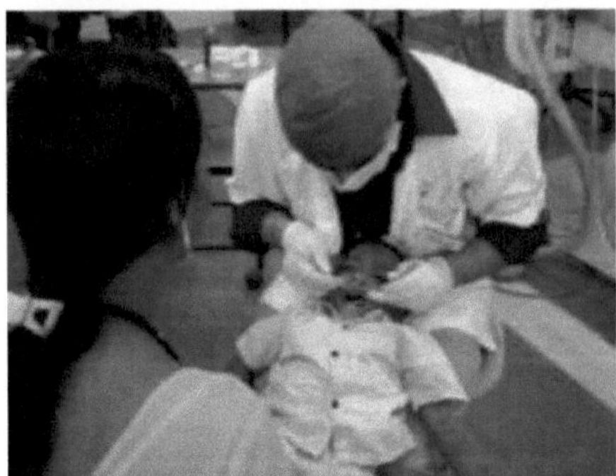

Fig.24:Exame de um doente com fenda

e) Gestão preventiva:

1) **Alimentação**: As dificuldades de alimentação são um problema comum para os bebés com fenda palatina e poucas mães conseguem amamentar as crianças com dificuldades, podemos dar placas de alimentação (obturadores). O obturador ajuda na alimentação, na fala e evita infecções repetidas do trato respiratório superior.

Os biberões especializados **(Fig. 25, 26)**, como o alimentador Haberman e o biberão Mead Johnson, ajudaram a ultrapassar alguns dos problemas de alimentação. Os pais devem ser aconselhados a utilizar leite e água fervida arrefecida como as únicas bebidas adequadas e seguras para uso dentário num biberão. Devem ser informados de que as bebidas de fruta e as abóboras, incluindo os sumos de fruta para bebés, têm um potencial erosivo. As bebidas açucaradas e ácidas devem ser reduzidas ao mínimo e dadas apenas durante as refeições.[2]

Problemas de alimentação

I. Para os bebés com lábio leporino apenas: Os bebés que têm apenas um lábio leporino podem normalmente ser alimentados ao peito ou a biberão. Poderá ser necessário resolver alguns problemas para garantir que o bebé consegue vedar bem o peito ou a tetina. O encaminhamento precoce para os especialistas em aleitamento materno ou enfermeiros associados às equipas de lábio leporino/palato pode facilitar esta resolução de problemas.

II. Para os bebés com fenda palatina, com ou sem lábio leporino: O bebé com fenda palatina necessita de biberões específicos e de uma técnica de alimentação especial. O aleitamento materno e a utilização de um biberão normal raramente são possíveis. A falta de conhecimento deste facto importante pode levar a que o bebé não se desenvolva bem.

A. Porque é que o bebé com fenda palatina não pode mamar ao peito ou usar um biberão normal:
O objetivo do palato é separar a boca do nariz. Normalmente, o palato mole na parte de trás da boca move-se para cima para fechar a passagem para o nariz durante a alimentação. Isto cria um sistema fechado, e os movimentos de sucção criam uma pressão negativa que puxa o leite para fora do peito ou do biberão. Uma fenda palatina impede que o bebé crie um sistema fechado na boca e impossibilita que o leite seja puxado para fora. O bebé parecerá estar a mamar, mas estará a gastar calorias preciosas numa tentativa inútil de obter uma nutrição adequada.

B. Como alimentar o bebé com fenda palatina: O biberão adequado é a chave para um plano de alimentação bem sucedido. Existem três opções atualmente muito utilizadas. A primeira é o **Cleft Palate Nurser**, fabricado pela Mead Johnson Company. Trata-se de um biberão com um lado macio que é espremido em coordenação com os esforços de sucção do bebé e, desta forma, o leite é introduzido na boca. O segundo é o **alimentador Haberman™** disponível na Medela Company. Este alimentador consiste numa tetina grande e compressível com uma válvula unidirecional na sua base que mantém a tetina cheia de leite. O esforço do bebé para comprimir a tetina macia é muitas vezes suficiente para deitar o leite na boca do bebé, mas também pode ser ajudado apertando a tetina para aumentar o fluxo. A terceira opção é o **Pigeon Cleft Palate Nurser**, distribuído pela Children's Medical Ventures. Este sistema também utiliza uma válvula unidirecional na base da tetina. Além disso, a tetina é construída com uma parte inferior mais fina e mais compressível, de modo a que a língua do bebé seja eficaz na compressão da tetina para produzir o fluxo. Nenhum destes biberões está disponível nas lojas, mas todas as equipas de fissura podem fornecê-los às famílias ou fornecer números de telefone para encomenda. Todos estes três biberões funcionam sem que o bebé precise de criar sucção intra-oral para retirar o leite da tetina. Todos eles requerem formação dos pais para uma utilização correta. Para obter formação, contacte a equipa de lábio leporino/palato para ser encaminhado para um terapeuta de alimentação infantil ou uma enfermeira com experiência em alimentação de bebés com fendas.

As mães e as famílias necessitam de apoio psicossocial adequado para processar a perda da capacidade de amamentar o seu bebé. A extração de leite materno para utilização no biberão especializado permite à mãe que deseja amamentar a possibilidade de dar ao seu bebé o seu próprio leite. No entanto, a extração a longo prazo exige um compromisso considerável de tempo e esforço para manter um fornecimento adequado de leite na ausência de sucção normal do bebé. A necessidade de alimentação suplementar com fórmula deve ser monitorizada de perto.[3]

C. Estabelecer objectivos de alimentação e monitorizar o aumento de peso do bebé com fenda palatina: Mesmo com um biberão especializado, a atenção ao aumento de peso é de grande importância para o bebé com fenda palatina. Se o bebé não mantiver uma subida na curva de crescimento, poderá ser necessária uma reavaliação da alimentação e alterações na técnica. O enfermeiro ou terapeuta com experiência na alimentação de um bebé com fenda palatina pode avaliar o processo de alimentação e fazer as alterações necessárias. Por vezes, é necessária uma consulta com um nutricionista para estabelecer objectivos de calorias e fornecer receitas para aumentar as calorias do leite materno ou da fórmula. Os bebés com fenda labial/palatina devem ser capazes de manter um crescimento normal. Deve haver pouca tolerância para qualquer falha em seguir uma curva de crescimento normal no primeiro mês de vida.

Estes dois parâmetros alimentares devem ser respeitados para promover um aumento de peso adequado:

1. A ingestão do bebé durante 24 horas deve ser de 2,5 onças de leite por cada quilo de peso.

2. Nenhuma sessão de alimentação deve durar mais de 30 minutos. Se demorar mais do que isso, o bebé está a trabalhar demasiado e a queimar as calorias necessárias para o crescimento. A medida do sucesso do plano alimentar é o ganho de peso adequado. Durante as primeiras semanas de vida, os pesos semanais e o traçado dos dados na curva de crescimento são a forma correta de o avaliar.

D. A introdução de alimentos sólidos: O momento e a estratégia de introdução de alimentos sólidos devem ser os mesmos para o bebé com fenda palatina e para qualquer outra criança. Experimente a consistência dos alimentos para minimizar a regurgitação para fora do nariz, permitindo ao mesmo tempo uma deglutição suave. Podem ocorrer alguns espirros, uma vez que as passagens nasais expostas podem ser irritadas pelos alimentos. Após cada refeição, basta engolir leite ou água para eliminar os restos de comida na boca.

A alimentação de um bebé com fenda labial e palatina pode ser um desafio. Normalmente, uma equipa de profissionais está disponível para ajudar a família a enfrentar este desafio, fornecendo informações sobre a alimentação e as necessidades nutricionais. Um patologista da fala/linguagem especializado em distúrbios da alimentação e da deglutição pode fornecer à família informações sobre a posição de alimentação mais adequada e o equipamento a utilizar para tornar a alimentação o mais normal possível. Uma avaliação das capacidades de deglutição do doente para detetar sinais de aspiração ou disfagia é uma parte importante desta avaliação.

Um nutricionista pode ajudar a estabelecer um regime alimentar que proporcione um consumo energético adequado para uma nutrição e crescimento óptimos. Em geral, um recém-nascido necessita de 100-150 ml de leite materno ou fórmula por quilograma de peso corporal por dia. Um prostodontista ou um ortodontista pode construir um aparelho para ajudar na alimentação de bebés que não toleram alimentadores pré-fabricados. Uma vez que não existe separação entre a cavidade oral e a cavidade nasal, as crianças com fenda palatina (com ou sem fenda labial) têm dificuldade em obter uma pressão intra-oral adequada para sugar e extrair o líquido do mamilo. Isto pode fazer com que o bebé se canse facilmente e não queira ou não consiga sugar durante tempo suficiente para obter leite suficiente. Além disso, os alimentos ou os líquidos podem voltar e sair pelo nariz do bebé e provocar engasgamento, tosse ou cuspo.

As famílias podem fazer várias modificações para ajudar a melhorar a alimentação oral. Estas modificações incluem a utilização de equipamento especial de alimentação com fenda, o posicionamento correto do bebé durante a alimentação, o ajuste da colocação do mamilo, o apoio da bochecha e a alteração do ritmo da alimentação.

A maioria dos bebés com fenda palatina é alimentada com um biberão, embora a amamentação não esteja excluída e possa ser tentada em alguns casos. Com a alimentação a biberão, o bebé com fenda palatina alimenta-se normalmente mais devagar e precisa de ajuda para regular o fluxo de líquido. Frequentemente, observa-se um tipo de sucção mastigatória com a utilização da tetina. Podem ser utilizados vários biberões e tetinas para ajudar na alimentação.

Apesar de muitos recém-nascidos terem problemas de alimentação, os bebés que nascem com fendas palatinas estão particularmente em risco de não conseguirem prosperar. Uma das razões para isso é a dificuldade que têm em criar sucção com a fenda palatina, levando a tentativas ineficientes e gastadoras de calorias para sugar, resultando numa ingestão nutricional inadequada. Além disso, alguns bebés (por exemplo, com a Sequência de Robin, discutida abaixo) têm dificuldade em coordenar a respiração, a sucção e a deglutição, o que impede ainda mais a ingestão adequada. Assim, os parâmetros de crescimento devem ser monitorizados de muito perto nas primeiras semanas de vida. A alimentação adequada é possível com biberões e técnicas especiais; ambos disponíveis junto de especialistas em alimentação de fissurados (normalmente enfermeiros ou terapeutas de alimentação) associados a equipas de fissura lábio-palatina. O enfermeiro experiente do berçário do recém-nascido pode iniciar uma alimentação adequada, mas é essencial que estes bebés sejam monitorizados a longo prazo.

Uma tetina de alimentação com fenda deve ter uma abertura suficientemente grande para permitir que o leite flua facilmente e evitar a fadiga de sucção, mas não deve ser tão grande que provoque asfixia. As tetinas devem ser macias e compressíveis, permitindo que o líquido flua facilmente. As tetinas macias concebidas para bebés prematuros e utilizadas com um biberão normal funcionam frequentemente bem. Ocasionalmente, o orifício da tetina concebido para um recém-nascido prematuro pode ter de ser alargado para aumentar o fluxo de leite. A melhor maneira de o fazer é criar uma abertura em forma de X para ajudar a regular o fluxo de leite. Aumentar demasiado a abertura pode resultar no livre fluxo de leite, o que pode fazer com que o bebé se engasgue.[3]

Estão disponíveis vários alimentadores para bebés com fenda palatina de vários fabricantes. O Mead-Johnson Cleft Palate Nurser é o biberão e a tetina mais utilizados para bebés com fendas. Inclui uma tetina longa e macia com um orifício transversal ligado a um biberão de plástico flexível que pode ser espremido para aumentar o fluxo de líquido. A pessoa que alimenta o bebé pode apertar o biberão em conjunto com o ritmo de sucção/respiração do bebé para o ajudar a engolir. O aperto sincronizado com as compressões naturais do maxilar também pode facilitar a deglutição.

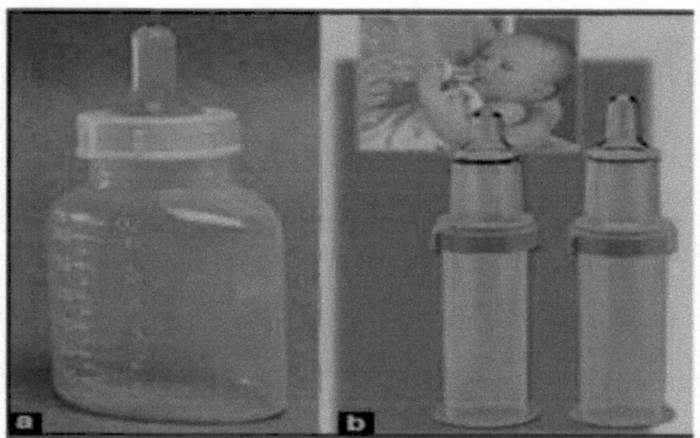

Fig 25: Biberões para doentes com fenda

Outros dispositivos incluem o Ross Cleft Palate Nurser, fabricado pelos Ross Laboratories, que permite um fluxo constante de líquido com uma sucção mínima. Esta tetina pode ser encurtada para individualizar a velocidade do fluxo. O Alimentador Haberman, fabricado pela Medela, fornece 3 taxas de fluxo determinadas pela posição da tetina na cavidade oral. A tetina Haberman é maior e mais comprida do que a maioria das tetinas, e pode ser suavemente apertada para ajudar o bebé a extrair o líquido. Para facilitar o fluxo, uma válvula de 1 via separa a tetina do biberão. O ar é extraído da tetina antes do início da alimentação e a válvula permite que a tetina se encha de líquido à medida que é espremida ou sugada. A redução do ar na tetina ajuda a diminuir a ingestão total de ar pelo bebé.[4]

A colocação do mamilo na cavidade oral é importante. Idealmente, o mamilo deve ser posicionado para trás e ao longo do lado da boca no lado não esquerdo (no caso de fenda palatina unilateral). O apoio da bochecha, apertando suavemente as bochechas à volta do mamilo, também pode melhorar a sucção oral.[5]

No que respeita ao posicionamento, é preferível uma posição semi-vertical, o mais direita possível. Esta posição ajuda a evitar a entrada de alimentos e líquidos na cavidade nasal. A posição vertical também pode diminuir o refluxo da trompa de Eustáquio, que pode levar à inflamação do ouvido médio (otite média). O refluxo da trompa de Eustáquio também pode causar otorreia em crianças com otites. Um biberão com gargalo angular pode facilitar a alimentação numa posição vertical.

Se a mãe estiver interessada, deve ser encorajada a tentar a amamentação. Se a fenda afetar apenas o lábio e o rebordo alveolar e não o palato, a amamentação pode ser bem sucedida. É pouco provável que um bebé com fenda palatina consiga obter uma sucção adequada para extrair o leite. No entanto, a dificuldade é variável e depende da rapidez e da facilidade com que o leite materno flui; no mínimo, deve ser tentada a amamentação para determinar o seu sucesso. O bebé com fenda labial e palatina pode ser segurado com o lado do lábio leporino junto ao peito, uma vez que o peito macio pode ajudar a criar um vedante labial que não é possível obter com um mamilo normal. Com uma boa vedação labial, o lado não fendido pode funcionar mais normalmente. Lembre-se de posicionar o bebé o mais direito possível.[6]

As mães que tentam amamentar devem estar conscientes dos sinais de desidratação e da necessidade de procurar assistência médica ao primeiro sinal de problemas. Os sinais de desidratação no bebé incluem sonolência e apatia, urinar menos de 10 vezes em 24 horas e urina com cheiro forte e/ou escura e concentrada. Além disso, a mãe deve monitorizar cuidadosamente o peso do bebé e ter em conta a frustração do bebé com a alimentação, a fadiga de sucção e os sinais de fome ao decidir continuar ou interromper a amamentação.[7]

O arroto frequente é importante porque os bebés com fissuras têm tendência a ingerir muito ar durante a sucção. O refluxo gastroesofágico também pode aumentar devido à ingestão excessiva de ar. O arroto regular durante a alimentação pode ajudar a minimizar o cuspo. Pode ser benéfico alimentar o bebé com refeições mais pequenas e aumentar o número de refeições ao longo do dia, especialmente se o bebé se cansar rapidamente com a sucção. Um nutricionista deve monitorizar cuidadosamente estas alterações para garantir uma ingestão adequada de energia para um crescimento ótimo. É importante assegurar que a boca e a zona dos lábios estão limpas após a alimentação e antes de colocar o bebé numa posição reclinada, para evitar engasgamentos.[8]

A alimentação com colher e a alimentação com alimentos texturizados e de mesa evoluem normalmente nas mesmas quantidades e na mesma sequência de desenvolvimento que em qualquer bebé ou criança, mesmo que a fenda palatina permaneça aberta. Os aspectos a considerar na alimentação à colher incluem apresentar os alimentos lentamente, permitir que o bebé retire os alimentos da colher usando os lábios e permitir que o bebé regule o momento da próxima garfada. Para os alimentos texturizados e de mesa, o alimentador deve continuar com o ritmo lento de apresentação e fornecer molho ou calda com alimentos de textura pequena, como o arroz, que tendem a espalhar-se pela boca. A maioria dos bebés e crianças com fenda labial ou palatina aprende a comer por via oral, com modificações. Tornam-se hábeis em mover o bolo alimentar através da cavidade oral à volta da fenda. Se a comida cair do nariz ou ficar presa no palato, o alimentador não deve ficar alarmado porque a comida não interfere com a respiração ou causa danos. Ocasionalmente, a criança pode espirrar quando a comida entra na cavidade nasal. A comida pode ser removida com um dedo ou um cotonete sem assustar a criança. Se o doente com fenda palatina continuar a ter dificuldades de alimentação mesmo com as modificações apropriadas, pode ser necessária uma consulta adicional para excluir problemas como disfagia ou dificuldades de integração sensorial.[9] Se a falta de ganho de peso devido a dificuldades de alimentação for um problema, deve ser considerada a utilização de uma sonda de alimentação. Se os problemas de aumento de peso não responderem à terapia de alimentação, pode ser necessária uma gastrostomia.[10]

ii) Escovagem dos dentes: Os pais podem ter receio de escovar os dentes na região da fenda, especialmente após a cirurgia primária do lábio e do palato. Muitas vezes pensam que a hemorragia provocada pela inflamação gengival é causada por danos provocados pela escovagem dos dentes ou pela rutura da reparação cirúrgica. Os pais precisam de compreender o valor da escovagem. Deve ser-lhes mostrado em pormenor como escovar corretamente os dentes e as gengivas. Nos casos em que o lábio superior foi reparado, deve ser mostrado aos pais como levantá-lo, esticando o lábio cuidadosamente, deslizando o dedo indicador ao longo da gengiva labial, sem danificar a cicatriz. Aconselha-se uma pequena escova de bebé como primeira escova de dentes. A pasta de dentes com flúor que não contém mais de 600 ppm de flúor é recomendada para crianças com menos de 6 anos de idade. As crianças com um risco elevado de desenvolver cáries devem utilizar pasta dentífrica com mais de 1000 ppm de flúor

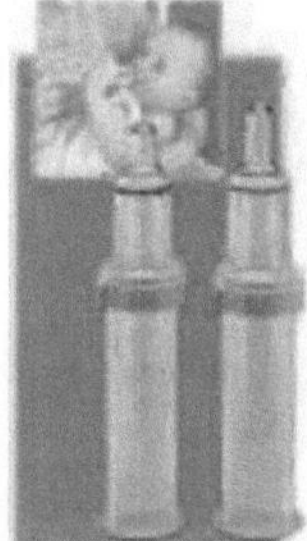

Figura 26: Biberões para pacientes com fissura

iii) Utilização de flúor: A aplicação profissional de flúor, a aplicação tópica de gel de flúor e a aplicação de verniz de flúor duas vezes por ano são medidas preventivas muito úteis para os dentes que estão em risco elevado de cárie.

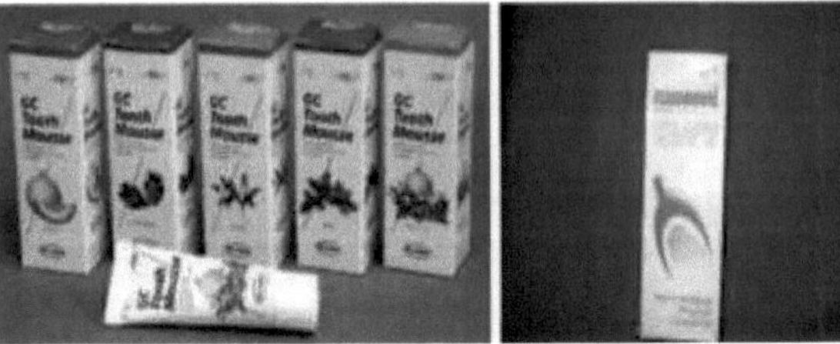

Figura 27: Géis de fluoreto disponíveis no mercado

f) Moldagem nasoalveolar: O NAM é um método não cirúrgico de remodelar as gengivas, o lábio e as narinas antes da cirurgia da fenda labial e palatina, diminuindo a gravidade da fenda. Utilizado principalmente em crianças com grandes defeitos de fenda. A moldagem nasoalveolar reduz o tamanho da fenda, dá forma correta aos lábios, evita o enxerto alveolar, abre as narinas e as vias respiratórias e também reduz a tensão após uma cirurgia de fenda labial grande.

g) Utilização do registo pessoal de saúde da criança: Contém informações sobre a saúde, o crescimento e o desenvolvimento da criança desde o nascimento e constitui um livro de registos útil para os pais e outros profissionais de saúde.

h) Cuidados de restauração e terapia pulpar: Se estiverem presentes dentes cariados, é essencial que sejam restaurados o mais rapidamente possível com os materiais mais adequados. A terapia pulpar é necessária para dentes com cáries muito próximas da polpa, pulpite, abcesso dentoalveolar, dente permanente imaturo (apexogénese ou apexificação).

i) Extracções: Os dentes não restauráveis requerem extracções.

j) Gestão do espaço: Os mantenedores de espaço são administrados para manter o espaço após extracções de dentes decíduos. Os recuperadores de espaço são necessários para ganhar o espaço que foi perdido devido à deslocação do dente adjacente.

k) Comunicação com a equipa de fissura: Uma boa comunicação com a equipa de fissura é essencial para uma troca de informações correta.

2) A fase da dentição mista até ao início da adolescência e à idade adulta jovem:

A) Fase da dentição mista e da dentição permanente:

i. **Controlo preventivo:** O aconselhamento dietético é melhor conseguido com um diário alimentar de três dias. Devem ser identificadas as preocupações com a hemorragia da gengiva inflamada à volta da região da fenda, especialmente após o enxerto de osso alveolar. A higiene oral antes do enxerto ósseo deve ser de um nível muito elevado, uma vez que a inflamação gengival pode causar a perda do novo osso. Um colutório de clorexidina a 0,2% é útil durante curtos períodos após a cirurgia ou para ajudar a estabilizar a saúde gengival em casos graves de inflamação gengival, em que o doente está ansioso com a hemorragia dos tecidos gengivais e muito nervoso para escovar os dentes. A escova de dentes do tamanho de um bebé continua a ser útil mesmo nesta idade. Os selantes de fossas e fissuras são uma consideração importante para este grupo de pacientes. O selamento de fissuras deve ser efectuado assim que os dentes tenham erupcionado o suficiente para permitir um controlo adequado da humidade. A aplicação periódica de flúor tópico é uma medida preventiva valiosa.

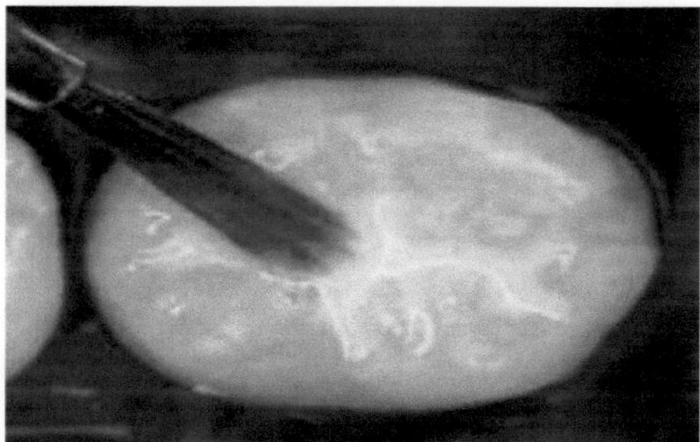

Fig. 28: Aplicação de selante para fossas e fissuras

ii. **Cuidados de restauração e terapia pulpar:** Se estiverem presentes dentes cariados, é essencial que sejam restaurados o mais rapidamente possível com os materiais mais adequados. A terapia pulpar é necessária para dentes com cáries muito próximas da polpa, pulpite, abcesso dento-alveolar, dente permanente imaturo (apexogénese ou apexificação).

iii. **Gestão do espaço:** Os mantenedores de espaço são administrados para manter o espaço após extracções de dentes decíduos. Os recuperadores de espaço são necessários para ganhar o espaço que foi perdido devido à deslocação do dente adjacente.

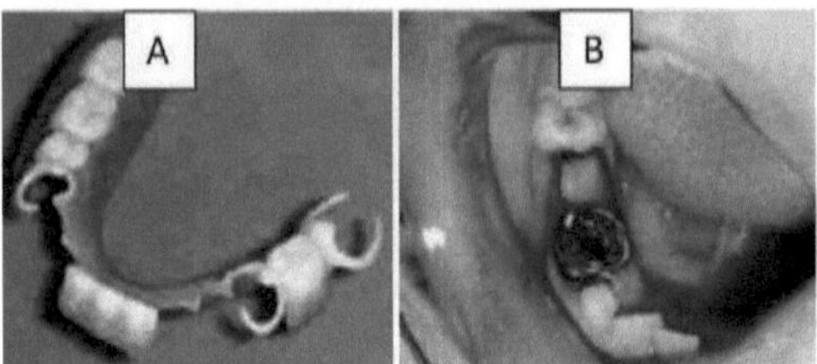

Figura 29: A- Mantenedor de espaço funcional amovível; B- Mantenedor de espaço fixo

iv.   iv) **Tratamento ortodôntico menor**: Correção da mordida cruzada anterior e posterior e expansão da arcada (antes do enxerto alveolar e da cirurgia da fenda palatina)

v.   **Extracções**: Os dentes não restauráveis requerem extracções.

vi.   **Comunicação com a equipa de fissura**: Uma boa comunicação com a equipa de fissura é essencial para uma troca de informações correta.[3]

REFERÊNCIAS

1. Marwah N. Textbook of pediatric dentistry. 2nd edn, Nova Deli: Jaypee Brothers medical publishers (P) ltd; 2009.p.602-03.

2. Menezes R, Vieira A. Anomalias dentárias como parte do espetro da fissura. Cleft Palate Craniofac J 2008;45:414-9.

3. Ray JG, Meier C, Vermeulen MJ, Wyatt PR, Cole DE. Associação entre a fortificação alimentar com ácido fólico e as fendas orofaciais congénitas. J Pediatr 2003;143:805-7.

4. Sue Yang, Eric J. Stelnicki, Misook N. Lee.Uso do aparelho de moldagem nasoalveolar para direcionar o crescimento em paciente recém-nascido com fissura labiopalatina unilateral completa;Aparelho ortopédico pré-cirúrgico, fissura labiopalatina; 2003.

5. Ribeiro LL, Neves LT, Costa B, Gomide MR. Anomalias dentárias dos incisivos laterais permanentes e prevalência de hipodontia fora da área da fissura em fissuras unilaterais completas de lábio e palato.Cleft Palate Craniofac J 2003;40:172-5.

6. Da Silveira AC, Oliveira N, Gonzalez S. Aparelho de moldagem alveolar nasal modificado para o tratamento da fissura labial. *Journal of Craniofac* Surg2003;14:700-3.

7. Mulliken JB, Wu JK, Padwa BL. Reparação da fenda labial bilateral: revisão, revisões e reflexões. *J Craniofac* Surg2003;14:609-20.

8. Liou EJW, Subramanian M, Chen PKT. A mudança progressiva do comprimento da columela e o crescimento nasal após a moldagem nasoalveolar em pacientes com fissura bilateral: um estudo de acompanhamento de três anos. *Plast Reconstr* Surg2004;4:858-64.

9. Liao YF, Mars M. Hard palate repair timing and facial growth in cleft lip and palate: a systematic review. Cleft Palate Craniofac J2006;43:563-70.

10. Letra A, Menezes R, Granjeiro JM, Vieira AR. Definição de subfenótipos para fendas orais com base no desenvolvimento dentário. J Dent Res 2007;86:986-91.

TRATAMENTO DA FENDA LABIAL

As fendas labiais e palatinas podem surgir com uma variação considerável em termos de gravidade e forma. Geralmente, as fendas mais largas e extensas estão associadas a uma deformidade nasolabial mais significativa. Estas fendas, deficientes em elementos de tecido duro e mole, representam um desafio cirúrgico significativo para alcançar um resultado funcional e cosmético. Mesmo uma fenda labial unilateral incompleta e ligeira, na ausência de fenda palatina, pode estar associada a uma deformidade nasal.

A maioria dos cirurgiões concordaria que as suas hipóteses de obter uma cicatriz cirúrgica mais fina, uma boa projeção da ponta nasal e um complexo nasolabial mais simétrico e precisamente definido seriam melhores numa criança que apresenta uma pequena deformidade da fenda. Uma cicatriz mais fina forma-se quando uma incisão cirúrgica cicatriza com menos tensão em vez de mais tensão. O principal objetivo da moldagem nasoalveolar (MNA) pré-cirúrgica é reduzir a gravidade da deformidade inicial da fenda. Isto permite que o cirurgião e o doente usufruam dos benefícios associados à reparação da deformidade da fenda que é de gravidade mínima.[1]

MOLDAGEM NASOALVEOLAR

O objetivo da ortopedia pré-cirúrgica ou moldagem nasoalveolar é restaurar uma forma nasal mais normal e uma base esquelética equilibrada.[1]

OBJECTIVOS

O principal objetivo da moldagem pré-cirúrgica da região nasoalveolar é reduzir a gravidade da deformidade inicial da fenda. Isto permite ao cirurgião desfrutar dos benefícios associados à reparação de uma criança que apresenta uma deformidade de fenda mínima. Estes objectivos incluem segmentos labiais que estão quase em contacto em repouso, cartilagens alares laterais inferiores simétricas e revestimento adequado da mucosa nasal, o que permite a retenção pós-cirúrgica da ponta nasal projectada.

Os objectivos adicionais da moldagem nasoalveolar incluem a redução da largura dos segmentos da fenda alveolar até se conseguir o contacto passivo dos tecidos gengivais, à medida que se reduz a largura da fenda alveolar e se consegue um melhor alinhamento da base do nariz e dos segmentos labiais. As fitas que aproximam ativamente os segmentos labiais são utilizadas em conjunto com a placa de moldagem e o stent nasal. A união dos lábios ajuda a tornar a columela inclinada vertical ao longo do plano médio-sagital. À medida que os elementos esqueléticos da face média inferior (rebordos alveolares e maxilar inferior) melhoram em relação uns aos outros, os tecidos moles sobrejacentes seguem o mesmo caminho.

À medida que se consegue reduzir a largura do espaço alveolar, a base dos segmentos do nariz e dos lábios alcança um melhor alinhamento. À medida que os rebordos alveolares e a maxila inferior melhoram em relação uns aos outros, os tecidos moles sobrejacentes melhoram. O rebordo alar, que foi inicialmente esticado sobre uma deformidade de fenda alveolar larga, mostra alguma laxidez, o que permite que seja elevado para uma forma simétrica e convexa. A ponta nasal do lado da fenda está sobrecorrigida na sua projeção para a frente. Isto é conseguido através do uso de um stent nasal, uma placa de moldagem intra-oral e fita cirúrgica (Fig. 30). Na criança com fissuras bilaterais do alvéolo labial e do palato, o objetivo da moldagem pré-cirúrgica nasoalveolar inclui o alongamento não cirúrgico da columela, a centralização da pré-maxila ao longo do plano médio-sagital e a retração da pré-maxila num processo lento e suave para alcançar a continuidade com os segmentos posteriores da fissura alveolar. Os objectivos adicionais incluem uma redução da largura da ponta nasal, uma melhor projeção da ponta nasal e uma diminuição da largura da base alar nasal.[2]

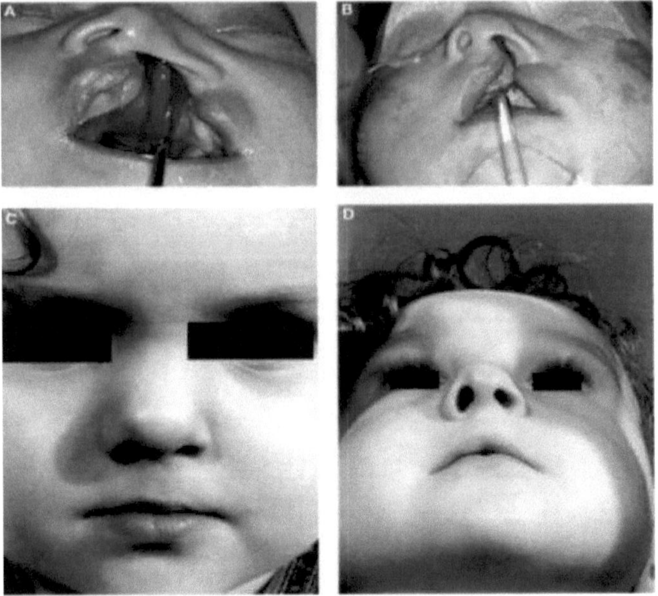

Figura 30
Técnica de moldagem pré-cirúrgica nasoalveolar e recolha de dados

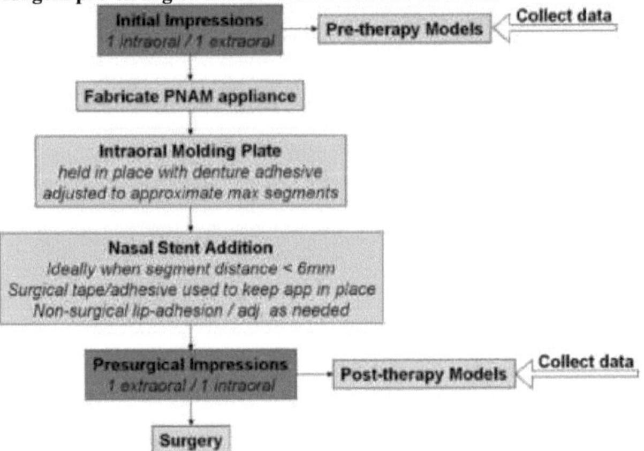

Figura 31.
Materiais e métodos

Técnica de impressão

A impressão inicial do bebé com fenda labial e palatina é obtida na primeira semana após o nascimento.

Para efetuar a moldagem inicial, é utilizado um material de moldagem de silicone de corpo pesado. A moldagem pode ser efectuada num ambiente clínico que esteja preparado para lidar com uma emergência das vias respiratórias, se for o caso. Está sempre presente um cirurgião durante o processo de moldagem. O bebé é segurado de cabeça para baixo pelo cirurgião e a moldeira é inserida na cavidade oral. O bebé é mantido numa posição invertida para evitar que a língua caia para trás e para permitir que os fluidos sejam drenados para fora da cavidade oral. A moldeira é colocada até que o material de impressão cubra adequadamente a anatomia das almofadas gengivais superiores. Assim que o material de moldagem estiver assente, a moldeira é removida e a boca é examinada para verificar se existe material de moldagem residual. A impressão é então vertida com gesso dentário para obter um molde exato.[3]

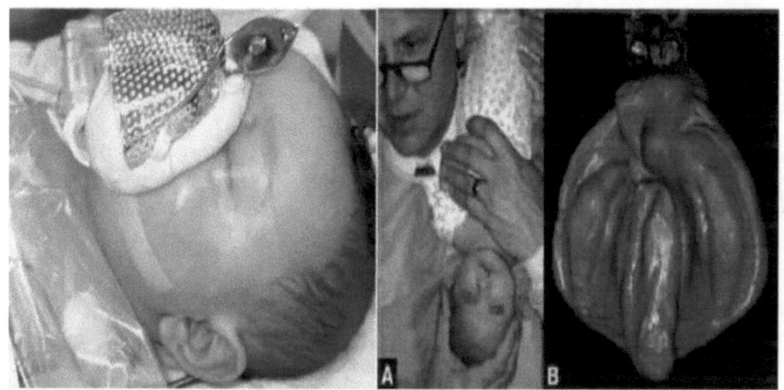

Figura 32: Impressão extra-oral, impressão intra-oral
Fabrico e conceção de electrodomésticos

A placa de moldagem é fabricada no modelo de gesso dentário. Todos os cortes inferiores e o espaço da fenda são bloqueados com cera. A placa é feita de acrílico duro, transparente e auto-polimerizável e é aparada com um material macio para dentaduras. A placa deve ter uma espessura de 2-3 mm para garantir a integridade estrutural e permitir ajustes durante o processo de moldagem. Os bordos no local do frénulo e de outros acessórios devem ser adequadamente aliviados. Um botão de retenção é fabricado e posicionado anteriormente num ângulo de 40° em relação à placa. Na fenda unilateral, é utilizado apenas um braço de retenção. A localização exacta do braço de retenção é determinada no lado da cadeira. É posicionado de modo a não interferir com a aproximação dos lábios fendidos. A posição vertical do braço de retenção deve ser na junção do lábio superior e inferior.

O botão de retenção fixa adequadamente a placa de moldagem na boca com a ajuda de elásticos e fitas ortodônticas. Uma pequena abertura de 6 a 8 mm de diâmetro é feita na superfície palatina da placa de moldagem para permitir uma via aérea no caso de a placa cair posteriormente. O stent nasal não é fabricado nesta altura. Em vez disso, a sua construção é adiada até que a fenda do alvéolo seja reduzida para cerca de 5-6 mm de largura.[3]

Inicialmente, os stents consistiam em extensões de acrílico do palato para ambas as narinas. Mais recentemente, os autores utilizaram duas esferas esféricas de acrílico presas à placa palatina intraoral com dois fios de 0,036 polegadas de diâmetro. Os stents foram adicionados à placa de moldagem somente após a distância intrasegmentar da fenda alveolar ser menor que 6 mm. Uma faixa horizontal prolabial foi colocada ao longo da base da columela no sulco nasolabial **(figura 33 a, b).**[4]

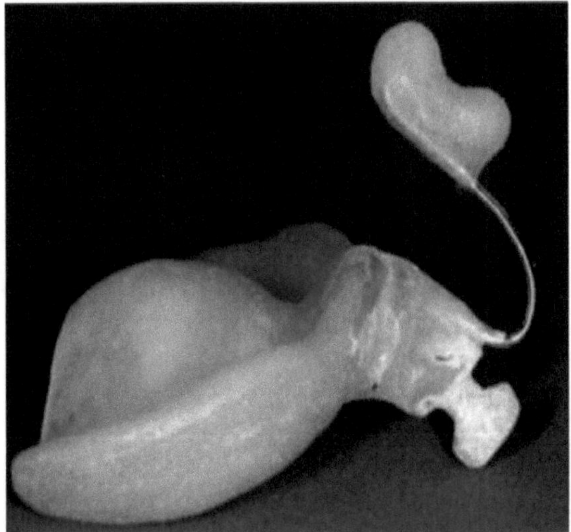

Figura 33a: Aparelho com stent nasal único para pacientes com fenda unilateral

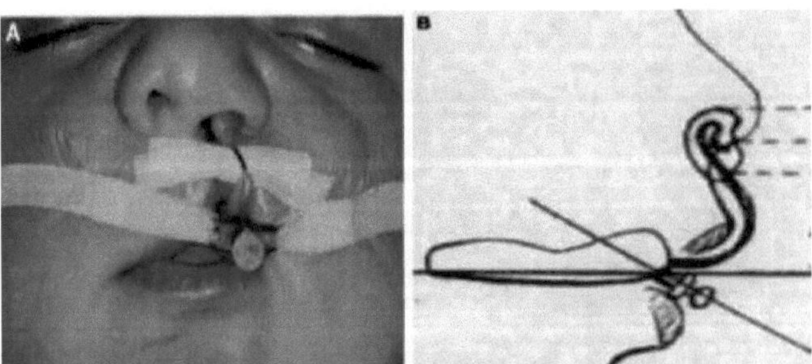

Posicionamento do aparelho

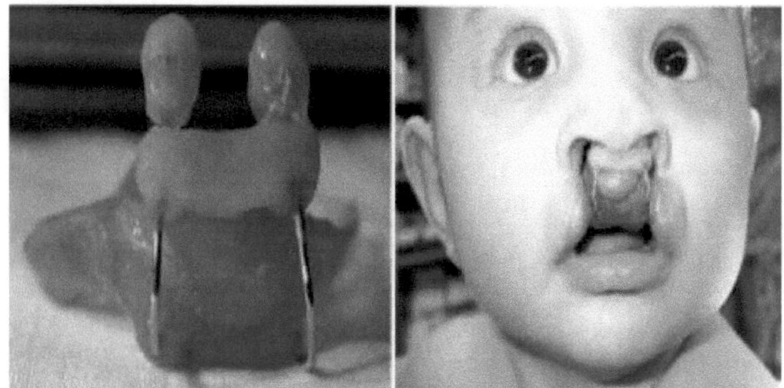

Figura 33b: Aparelho com dois stents nasais para pacientes com lábio leporino bilateral &Palato

O aparelho é ajustado semanalmente com base na evolução do bebé. Através da modificação da placa de moldagem nasoalveolar e das forças externas aplicadas pelas fitas adesivas e elásticos, a pré-maxila é reposicionada entre os segmentos alveolares laterais. O avanço das cartilagens alares para a ponta nasal é efectuado através da adição de acrílico aos stents nasais. O alongamento columelar é conseguido através da força combinada dos stents nasais e da banda prolabial horizontal. Os pais são instruídos sobre como colocar e retirar o aparelho, que é usado em todas as ocasiões, exceto para a limpeza de rotina. O ponto final para o tratamento de pacientes com PNAM é quando a columela está suficientemente alongada, o prolábio está suficientemente aumentado em largura, e o prolábio é trazido de volta para o arco maxilar.

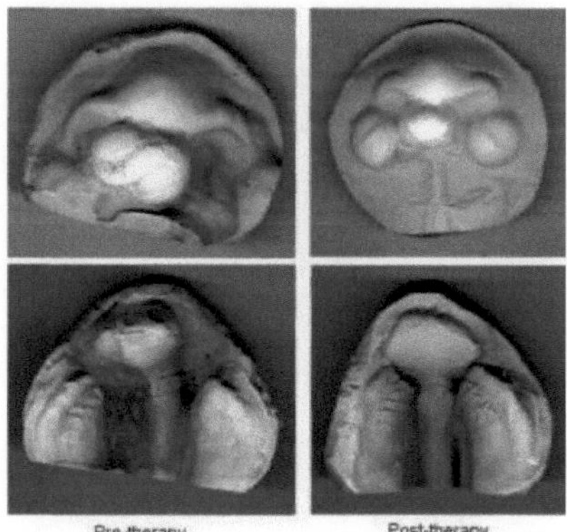

Figura 34: Dois conjuntos de gesso pré e pós moldagem nasoalveolar

DIFERENTES TÉCNICAS UTILIZADAS PARA O TRATAMENTO NASOALVEOLAR

MOLDESCONFORMADOR NASAL DE SILICONE

Pode ser utilizado como um instrumento para a moldagem nasal pré-cirúrgica quando o doente tem uma

fenda labial incompleta. A altura do conformador pode ser ajustada adicionando gradualmente alguma

resina macia ou folhas de silicone planas nas cúpulas.[3]

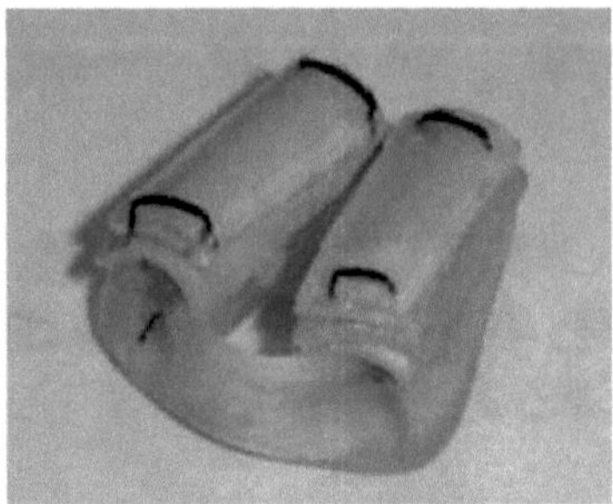

Figura 35: Um método para aumentar gradualmente a altura da columela através da adição de folhas de

silicone às cúpulas do stent nasal. Pode ser utilizado para o alongamento pré-cirúrgico da columela em

fendas incompletas ou para a manutenção pós-operatória da configuração da narina numa posição

sobrecorrigida da columela.

A TÉCNICA DE GRAYSON

Um aparelho ortopédico do tipo passivo é utilizado juntamente com a aplicação de fita adesiva no lábio

para a moldagem da pré-maxila e do alvéolo. A pré-maxila saliente é moldada primeiro numa posição

correta. Quando o espaço alveolar é aproximado e a arcada está alinhada, um dispositivo de moldagem

nasal é adicionado ao aparelho ortopédico para aumentar o comprimento columelar, bem como para

remodelar a cúpula alar. É efectuada uma adesão labial não cirúrgica através da colocação de fita adesiva

no lábio superior. A fita ajuda a fechar as fendas, diminui a largura da base do nariz e ajuda a aproximar

o lábio.[5]

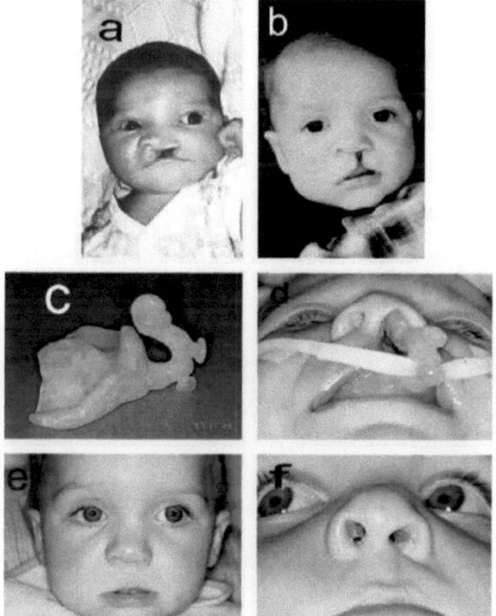

Fig. 36: Técnica de Grayson para fenda labial unilateral e deformidade alveolar.
a: Anomalia significativa na cartilagem nasal e assimetria da base alar e da columela. A cartilagem alar

lateral inferior está deprimida e côncava, e a columela está inclinada. b: O mesmo bebé após a moldagem

nasoalveolar pré-cirúrgica, mostrando a correção da cartilagem nasal e da deformidade dos tecidos

moles. O espaço alveolar foi reduzido para contacto passivo. c: A placa de moldagem nasoalveolar. d:

O stent nasal e a placa de moldagem alveolar são ajustados gradualmente ao longo de 3 meses para

alcançar a simetria nasal e alveolar, a projeção da ponta nasal e o contacto do alvéolo da fenda

imediatamente antes da reparação cirúrgica primária do lábio, do nariz e do alvéolo.

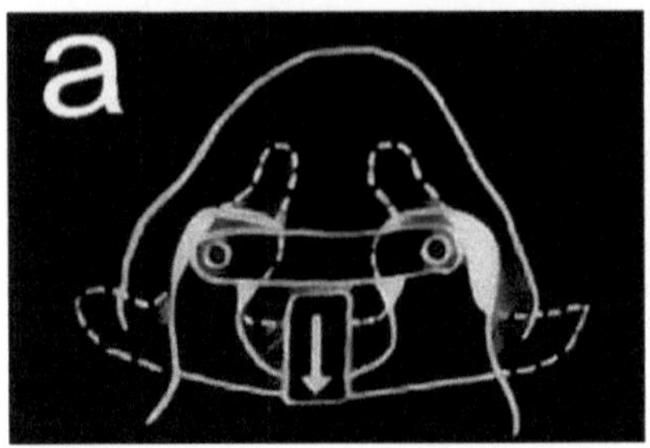

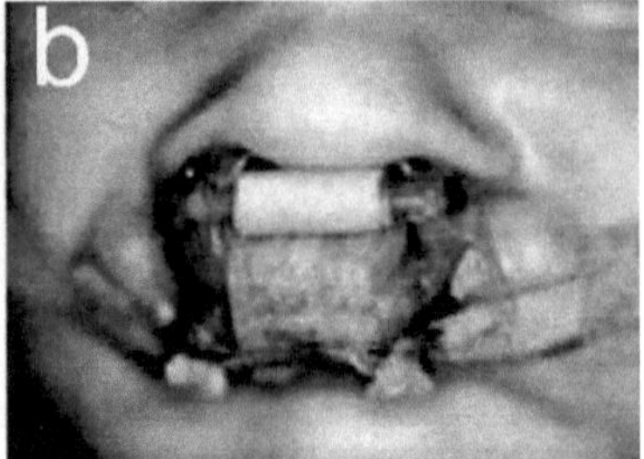

Fig.37. Técnica de Grayson para fenda labial bilateral e deformidade alveolar.

Stents nasais bilaterais entrando na abertura da narina.**a:** Note a faixa horizontal pressionando para trás na base da columela. A fita está a aplicar força para baixo no prolábio. Esta fita está aderida à superfície inferior da placa de moldagem. **b:** Vista clínica (frontal) mostrando a placa de moldagem nasoalveolar bilateral em posição. A columela é alongada como resultado líquido de empurrar para a frente na cúpula nasal, para baixo e para trás na base da columela, e tração adesiva no prolábio numa direção descendente.

Complicações:

Existem poucas complicações graves associadas à colocação de molde nasoalveolar. A mais comum é a irritação da mucosa oral ou do tecido gengival. Os tecidos intra-orais podem ulcerar devido à pressão ou fricção. As áreas comuns de rutura são os frênulos, a pré-maxila anterior ou as fauces posteriores quando a placa de moldagem é retraída. O bebé deve ser examinado em cada consulta e a placa de moldagem deve ser devidamente aliviada em todas as áreas que estejam a exercer pressão excessiva. O revestimento intranasal da ponta nasal pode ficar inflamado se for aplicada demasiada força pelo lobo superior do stent nasal. O entalhe ao longo do bordo alar pode ocorrer se o lóbulo inferior não for posicionado ou moldado corretamente. A área sob a banda horizontal do prolábio pode ficar ulcerada se a banda estiver demasiado apertada.A zona mais comum de irritação dos tecidos são as bochechas. É de salientar que as fitas devem ser removidas lenta e cuidadosamente, de modo a evitar a irritação da pele. A utilização de solventes de remoção de fitas ou de água morna pode facilitar a remoção das fitas. Se o tecido continuar irritado, pode ser utilizada uma barreira cutânea, como Duoderm ou Tegaderm, como base sobre a qual pode ser fixado o sistema de retração tape-elástico. Por vezes, recomenda-se a aplicação de gel de aloé vera nas bochechas aquando da mudança das fitas.

A falta de cumprimento por parte dos pais pode causar a perda de tempo valioso de tratamento. Existe um pequeno risco de a placa de moldagem se deslocar e obstruir as vias respiratórias. Colocar os braços muito horizontalmente ou com ativação inadequada aumentará a possibilidade de que a borda posterior da placa de moldagem caia sobre a língua. Há apenas uma incidência relatada em que isso aconteceu, causando uma obstrução temporária das vias aéreas. Colocámos um orifício de 5 mm de diâmetro no centro da placa de moldagem durante o fabrico para permitir a passagem de ar no caso de a placa de moldagem cair do palato para a língua. Na eventualidade improvável de isto ocorrer, o orifício, localizado centralmente na porção palatina da placa de moldagem, pode proporcionar um fluxo de ar adequado.

Benefícios:

Os benefícios da moldagem nasoalveolar são numerosos. A curto prazo, os tecidos ficam bem alinhados antes da reparação primária do lábio e do nariz, o que permite ao cirurgião obter um resultado melhor e mais previsível com menos formação de tecido cicatricial. Estudos a longo prazo indicam que a alteração da forma nasal é estável[6] com menos tecido cicatricial e melhor forma labial e nasal. Esta melhoria reduz o número de revisões cirúrgicas por excesso de tecido cicatricial, fístulas oronasais, deformidades nasais e labiais.[7]De um modo geral, o menor número de cirurgias resulta em poupanças substanciais para as famílias e para as companhias de seguros.[7] Outro benefício importante da moldagem nasoalveolar é a oportunidade de os pais participarem ativamente na habilitação do seu filho.A moldagem nasoalveolar evoluiu ao longo da última década para sua forma atual através de contribuições feitas por clínicos e pais. Este método de tratamento requer atenção aos pormenores, com ajustes de aparelhos que, por vezes, têm menos de um milímetro de dimensão. As habilidades clínicas em moldagem nasoal desenvolvem-se com a prática, da mesma forma que se adquire o domínio das técnicas mais rigorosas na prática clínica. A eficiência no tratamento dos doentes aumenta à medida que estas competências clínicas melhoram. Uma economia significativa de tempo pode ser obtida com o treinamento de um assistente dentário ou técnico de laboratório para fazer ajustes na placa de moldagem sob a supervisão direta de um clínico habilidoso. Desde o início da NAM e das alterações associadas na técnica cirúrgica que tiraram partido do procedimento NAM, registaram-se melhorias significativas no resultado da reparação cirúrgica primária da fenda.[6]

TÉCNICA DE FIGUEROA

A moldagem alveolar e a moldagem nasal são efectuadas simultaneamente utilizando uma placa de acrílico com uma extensão nasal de acrílico rígido. São ligados elásticos à placa de acrílico para uma retração suave da pré-maxila para trás. Por vezes, é utilizada uma bola de resina macia ligada à placa de acrílico através do prolábio para manter o ângulo nasolabial.[8]

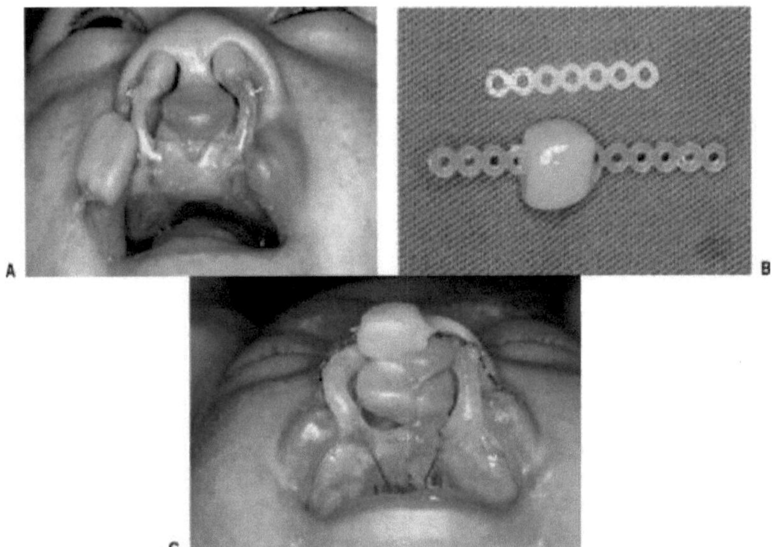

Figura 38: (A) Dispositivo de Figueroa com extensão nasal rígida para moldagem nasal. As cúpulas alares são empurradas para cima e a columela é alongada pelo dispositivo. (B, C) O ângulo nasolabial é mantido por uma bola de resina macia presa ao dispositivo de moldagem.

Remodelação nasal pré-cirúrgica dinâmica:

A técnica original consiste numa placa palatina intra-oral à qual é fixada uma extensão acrílica ao flange vestibular no lado da fenda e direcionada para o nariz (Fig. 1). Uma vez que a placa está na boca, ela permanece solta. Quando o paciente se prepara para engolir, a sucção é criada após a obtenção de uma vedação na boca pela placa que obtura a fenda. Além disso, a ação gerada pela língua e pelo mamilo ajuda a elevar a placa. A extensão nasal da placa empurra cranialmente, aplicando pressão na parte inferior da cartilagem nasal no lado afetado (Fig. 39). Esta pressão remodela as estruturas nasais, melhorando a forma nasal através do endireitamento da columela em pacientes com fendas unilaterais. Além disso, ela estica os tecidos moles nasais e labiais (Fig. 39). Em pacientes com fissuras bilaterais, são utilizadas duas extensões, que resultam na elevação e estreitamento da ponta nasal, no arredondamento das cartilagens nasais e no alongamento da columela (Fig. 40). Essas alterações seguem os princípios e parâmetros morfológicos estabelecidos para a avaliação e tratamento de pacientes com fissura labiopalatina bilateral.[9] Além disso, o aspeto interno da placa pode ser ajustado através da adição e remoção selectiva de acrílico para reposicionar os segmentos alveolares e estreitar a fenda palatina.

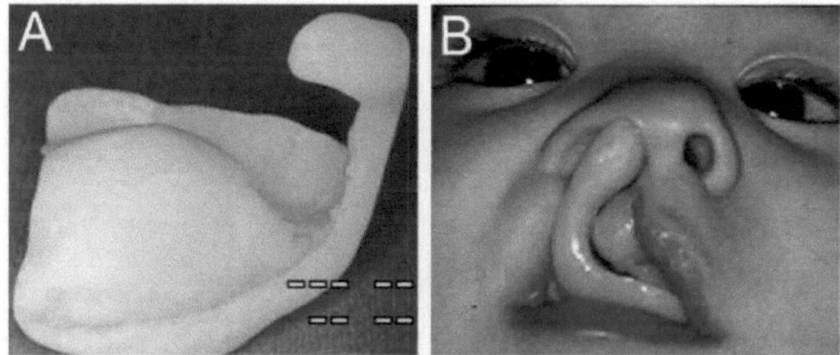

Figura. 39

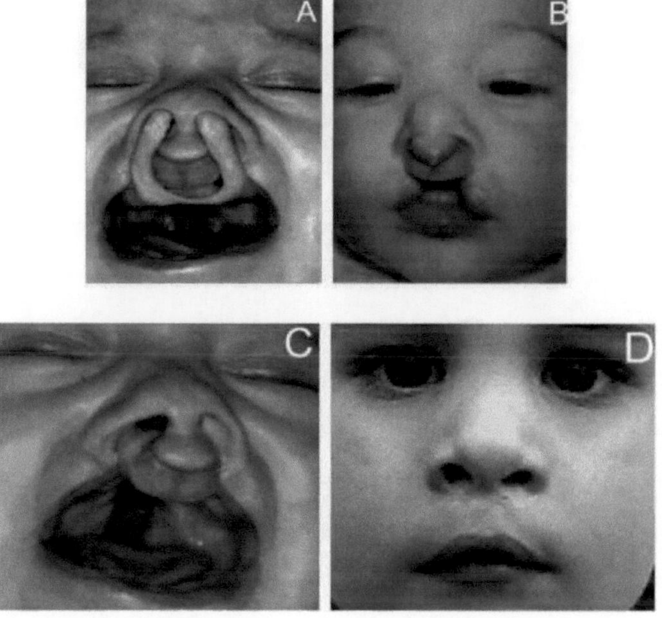

aшпгку

Figura.40

Evolução do protocolo DPNR:

McNeil (1950) introduziu o conceito de tratamento ortopédico maxilar precoce para pacientes com fissura. Matsuo et al. (1984) relataram que o uso de um stent na cartilagem auricular de neonatos deformados reduziu a necessidade de otoplastia. Também, mais tarde, Matsuo et al. (1989) sugeriram o uso de conformadores nasais antes e depois da cirurgia de fissura labial para melhorar a forma nasal.[4]

A literatura sobre cicatrização de feridas fetais indica que, nos neonatos, os níveis sanguíneos de estrogénios maternos são elevados durante os primeiros dias de vida, conferindo aos tecidos neonatais propriedades elásticas no momento do parto. A elasticidade dos tecidos deve-se ao aumento dos níveis sanguíneos de ácido hialurónico, o que faz com que o material intercelular permaneça desconectado.[154]

A partir destes estudos, parece que para remodelar permanentemente as cartilagens nasais e evitar a recidiva após a intervenção, o tratamento deve ser instituído durante este período precoce.

O uso de stents nasais rígidos pré-cirúrgicos em recém-nascidos com fissura labiopalatina unilateral ou bilateral foi iniciado já em 1987. O protocolo de DPNR utilizado num grupo de 80 pacientes foi publicado pela primeira vez na literatura médica espanhola em 1991, tendo estes pacientes sido seguidos durante 6 anos.

A ideia de utilizar um componente nasal pré-cirúrgico na reabilitação da fissura foi adotada por outros grupos[8] (Grayson et al., 1993; Yeow et al., 1999; Yang et al., 2003; Liou et al., 2004; Figueroa e Polley, 2006) e popularizada como a técnica de moldagem nasoalveolar.[10] No entanto, a DPNR difere da MNA porque a DPNR aproveita a força dinâmica, originada durante a sucção e a deglutição, para produzir os efeitos de remodelação nas estruturas nasais. A técnica de DPNR não se baseia na força relativamente estática exercida pela placa ortopédica mantida no lugar por meio de fita adesiva ou adesivos.

Na última década, foi demonstrado que a correção da deformidade da cartilagem nasal, o alongamento da pele vestibular e o alongamento não cirúrgico da columela são possíveis.[11] Uma abordagem interdisciplinar pré-cirúrgica da deformidade da fenda nasal pode levar a um menor número de cirurgias e a melhores resultados, bem como aos consequentes benefícios sociais e económicos.[12]

Modificação do aparelho original DPNR:

O aparelho intra-oral recentemente concebido foi descrito na literatura médica espanhola[12] e consiste em dois elementos: (1) uma placa intra-oral de acrílico convencional perfeitamente adaptada, que é deixada solta na boca do recém-nascido, e (2) um para-choques nasal dinâmico ligado ao flange vestibular da placa intra-oral. É colocado lateralmente à linha média da placa, em linha com o lábio e a fenda alveolar. Nos casos bilaterais, são utilizados dois stents. É fabricado a partir destes três componentes (Fig. 41):

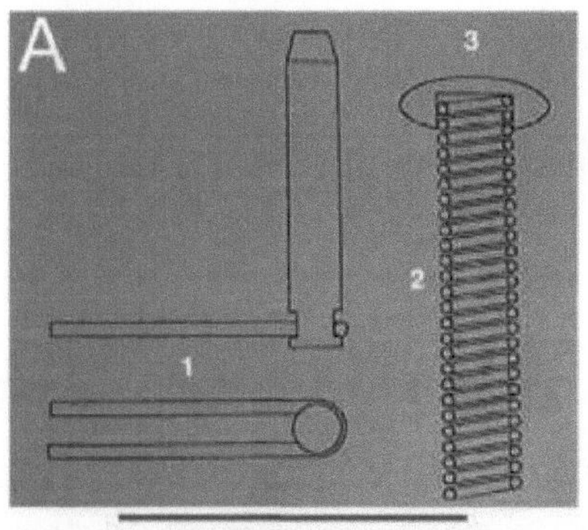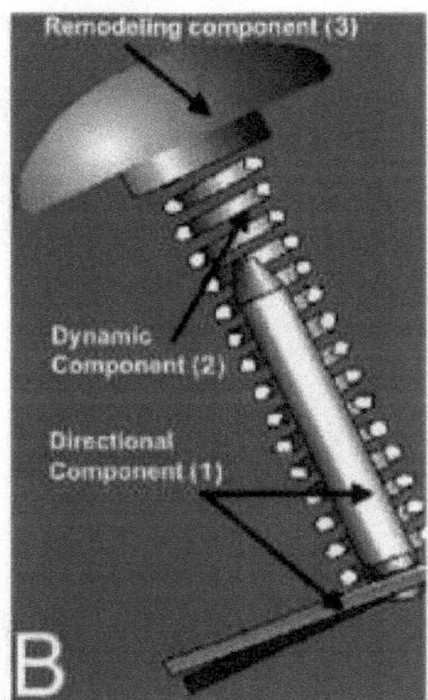

Figura 41: ilustração de todos os componentes da extensão nasal do novo aparelho DPNR.

1. Um componente direcional é introduzido no flange vestibular do lado da fenda da placa. É feito de um fio em forma de U que pode ser facilmente dobrado. As duas extremidades livres são fixadas à placa e a base do "U" do fio direcional segura uma barra de aço inoxidável vertical soldada ou um stent com 2 mm de diâmetro. A barra é entalhada na sua base, acima da junta de soldadura. A barra vertical é fornecida em diferentes comprimentos e pode ser facilmente substituída retirando o fio em forma de U da placa e colocando um novo com uma barra vertical do comprimento pretendido. O fio em forma de U, facilmente dobrado, permite modificar o vetor de impacto durante a deglutição e a sucção (Fig. 42).

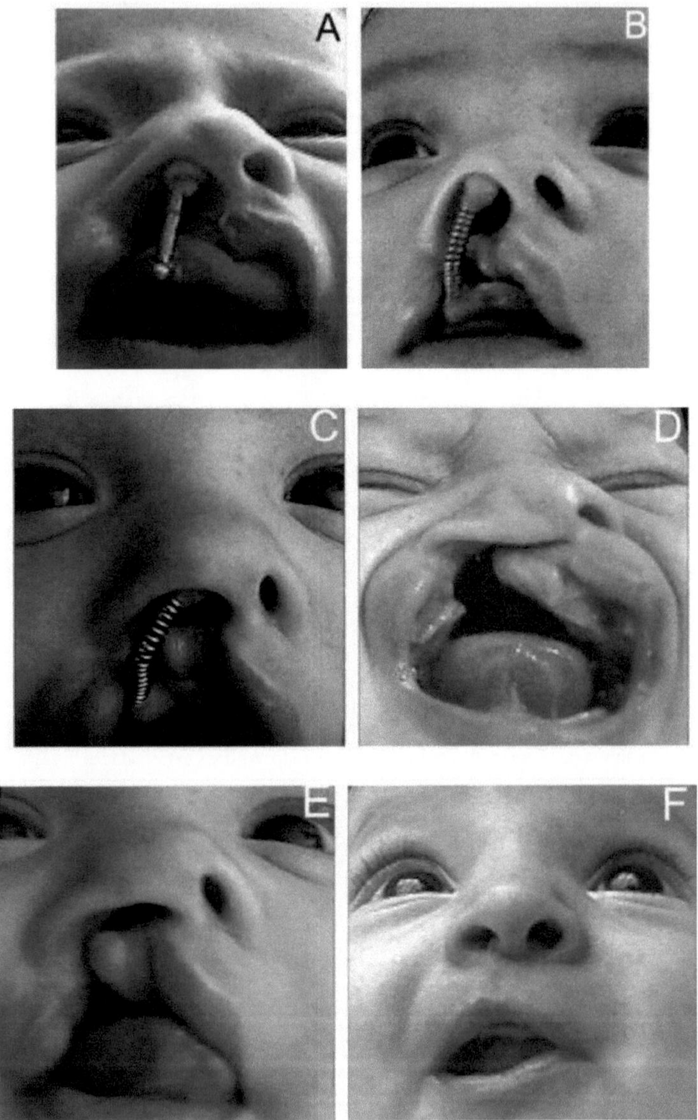

Figura. 42

2. Um componente dinâmico, uma mola helicoidal aberta de aço inoxidável (2,2 mm de diâmetro), é inserido sobre o stent. É utilizada para regular a força de impacto e para reduzir o ressalto da extensão nasal ou do para-choques. A mola exerce uma força de 70 g/m por cada milímetro de compressão. A bobina é aproximadamente 3 mm mais comprida do que o stent. A compressão total do stent pode gerar uma força de até 210 g/m. A bobina é cravada à volta do entalhe na base da barra vertical para evitar a deslocação.

3. Um componente de silicone de remodelação (para-choques) está mecanicamente ligado ao aspeto craniano da mola helicoidal aberta. Está em contacto direto com os tecidos moles intranasais. Foi concebido para evitar lesões dos tecidos moles na delicada mucosa nasal e para obter um efeito de remodelação superior das estruturas nasais. Os amortecedores são fabricados em vários diâmetros; os tamanhos maiores são normalmente utilizados nas fases mais avançadas do tratamento.

O conceito de DPNR é uma opção viável para melhorar a deformidade original da fenda nasal antes da reparação primária do lábio e para facilitar a reconstrução cirúrgica e melhorar os resultados pós-cirúrgicos[10] . O design simples do aparelho torna-o útil em pacientes com fissuras labiopalatinas unilaterais e bilaterais. O aparelho DPNR (original e novo) atua durante a sucção, produzindo um remodelamento nasal (Fig. 43). O componente nasal é ajustado gradativamente, reposicionando e corrigindo a alteração posicional das cartilagens nasais laterais (Fig. 4). Quando o protocolo de DPNR é instituído precocemente, evita-se a fixação da cartilagem de memória. Além disso, o componente nasal atua não apenas nas estruturas nasais, mas também na função labial, estimulando a contração dos músculos labiais. Foi observado que, após o uso do aparelho DPNR, o comprimento do elemento labial lateral da fissura melhora. Além disso, a placa pode ser modificada para estreitar as fendas alveolares e palatinas. A ação labial também pode ajudar a produzir tração óssea na maxila anterior, o que, por sua vez, pode ser favorável para aproximar ainda mais os segmentos da fissura alveolar.[10] Futuramente, pretendemos analisar os pacientes submetidos ao protocolo DPNR, com o novo aparelho, antes da reconstrução final da fissura nasal na adolescência.

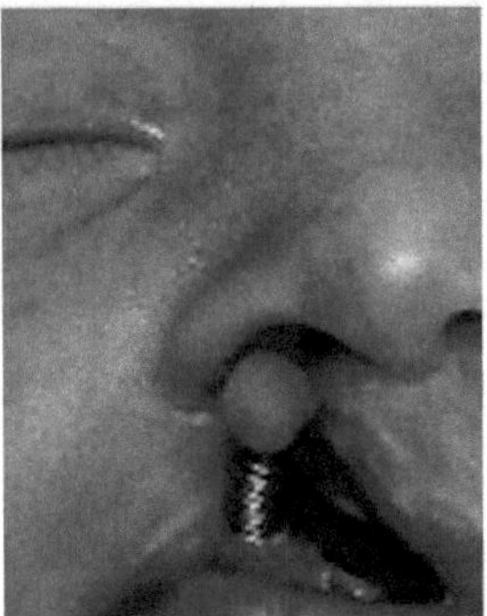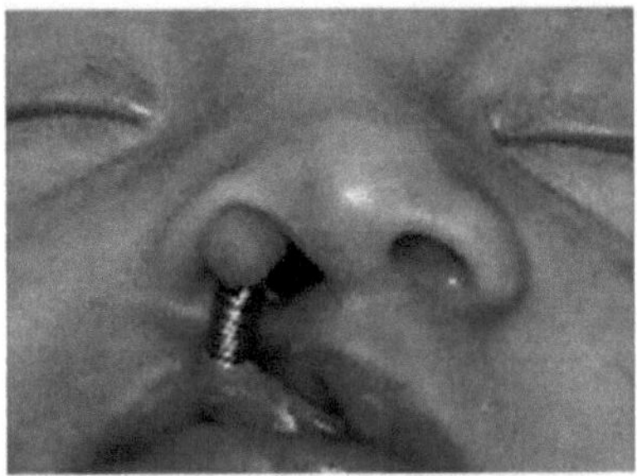

Figura.43: paciente com fissura unilateral e palato submetido a DPNR com novo aparelho.

TÉCNICA DE LIOU

O dispositivo de moldagem nasoalveolar é composto por uma placa dentária, dois componentes nasais para moldagem nasal e várias fitas de microporos para retração pré-maxilar. O adesivo de prótese (Poligrip, Austrália) mantém a placa dentária nos segmentos laterais da maxila. Os componentes nasais são constituídos por um fio de aço inoxidável de 0,028 polegadas que se projecta para a frente e para cima bilateralmente a partir da parte anterior da placa dentária. A parte superior contém um bolbo de moldagem de resina macia que se encaixa por baixo das cartilagens nasais para moldagem nasal. As fitas de microporos são colocadas ao longo da fenda labial e do prolábio para minimizar a fenda alveolar e retrair a pré-maxila. Ao mesmo tempo, elas puxam ambas as bases alares medialmente. A retração da pré-maxila e o alongamento da columela são realizados ao mesmo tempo. A columela é alongada e esticada, puxando a pré-maxila para trás. A ponta nasal é mantida à mesma altura enquanto a pré-maxila é puxada para trás. Em vez de empurrar para a frente, os bolbos de moldagem de resina macia apoiam basicamente as cartilagens nasais e a ponta nasal.[13]

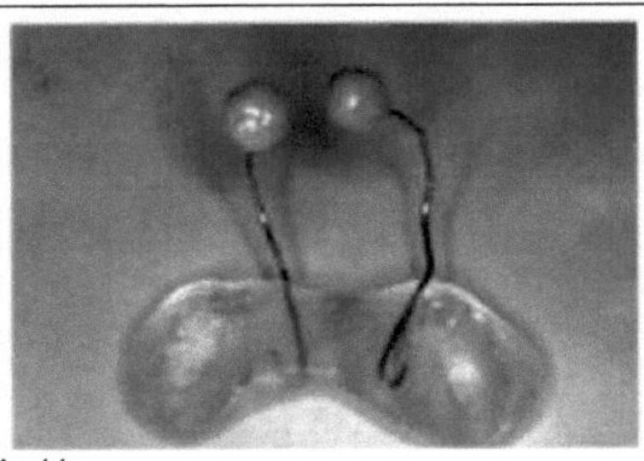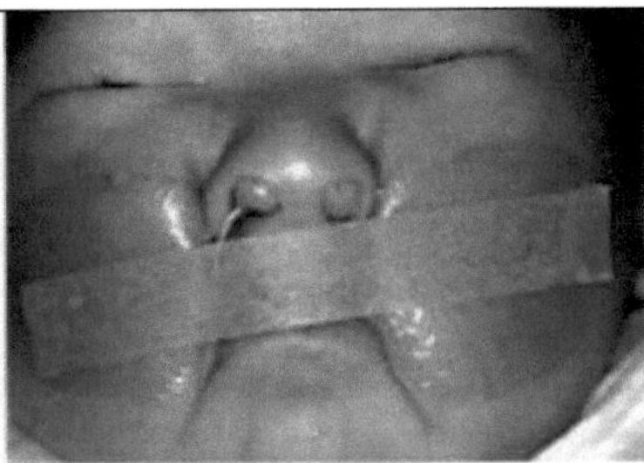

Fig.44

O ponto-chave da moldagem nasal em fissuras bilaterais é empurrar as cúpulas alares para a frente numa direção sagital para o alongamento columelar, em vez de empurrar as cúpulas para cima numa direção cefálica para uma ponta nasal virada para cima. As técnicas de moldagem nasoalveolar requerem um acompanhamento regular do paciente com um intervalo de 1 a 2 semanas. A técnica de Grayson aproxima a fenda alveolar antes da moldagem nasal. Tanto o método de Figueroa como o de Liou realizam a moldagem nasal e alveolar ao mesmo tempo.

REPARAÇÃO DA FENDA LABIAL

O momento ideal para o reparo cirúrgico ainda é um tanto controverso. Alguns centros têm defendido a cirurgia no período neonatal precoce, com um benefício teórico na aparência da cicatriz e na adaptabilidade da cartilagem nasal, minimizando assim a deformidade nasal. Para minimizar os riscos anestésicos, alguns ainda aderem à regra dos 10s: realizar a correção cirúrgica da fissura labial quando a criança apresenta hemoglobina de 10g, peso de 10kg e idade de 10 semanas. No entanto, em geral, a maioria dos centros prefere realizar a reparação unilateral do lábio quando o bebé tem 2-4 meses de idade, uma vez que os riscos anestésicos são menores, a criança é mais capaz de suportar o stress da cirurgia e os elementos do lábio são maiores e permitem uma reconstrução meticulosa.

Antes da cirurgia definitiva do lábio, os centros de fissura utilizam o taping labial, sozinho ou em combinação com um aparelho intra-oral passivo ou um aparelho ativo baseado em pinos (por exemplo, Latham) para alinhar os segmentos do arco maxilar; ou nenhuma intervenção ortopédica pré-cirúrgica. Essa escolha depende do protocolo e dos recursos do centro.

Alguns centros de fissura preferem usar um aparelho ortodôntico palatino intra-oral passivo para manter a largura da arcada e evitar o colapso quase inevitável que ocorre com a cirurgia do lábio.[14] A reparação do lábio restabelece o tecido mole e as forças musculares nos segmentos facilmente moldáveis da arcada maxilar. Adicionalmente, este aparelho pode incluir uma extensão nasal para ajudar a melhorar a forma da ponta nasal. Este dispositivo de moldagem alveolar nasal é incorporado no aparelho intra-oral. São necessárias várias semanas de tratamento antes da cirurgia e ajustes regulares para moldar as cartilagens alares numa posição mais favorável, facilitando assim a correção cirúrgica da deformidade nasal. As impressões são tiradas logo após o nascimento para que o aparelho personalizado possa ser aplicado o mais cedo possível antes da reparação dos lábios. O aparelho também auxilia na alimentação oral da criança, ajuda a diminuir a regurgitação nasal e auxilia na sucção oral.

Na altura do nascimento, o lábio está menos desenvolvido e o bordo do vermelhão não é muito visível. Assim, a maioria dos cirurgiões segue a "REGRA DOS 10" como guia para o momento do reparo do lábio e da região anterior. No momento da operação, a hemoglobina deve ser de 10 g%, a idade de aproximadamente 10 semanas, o peso de 10lb (4,54 kg) e a contagem total de leucócitos inferior a 10000 por mm cúbico (ou seja, sem infeção).

Tipos de cirurgia da fenda labial: Foram descritos vários tipos de operações para a **fenda** labial **unilateral**. As operações mais frequentemente utilizadas são

1. Flap de avanço de rotação de Millard.

2. Método do retalho triangular de Tennison - Randall.

3. Reparação em linha reta Rose- Thompson (menos utilizada).

4. Procedimento de Skoog (menos utilizado).

5. Método do retalho retangular do método de Hagedorn-Le Mesurier (raramente utilizado).

Cirurgias para **reparação de fendas bilaterais**

1. Método do retalho retangular do método de Hagedorn-Le Mesurier (realizado em 2 fases).

2. Procedimento Veau III (1 fase).

3. O procedimento de Millard numa única fase ou o procedimento de Black (1 fase).

A reparação ideal do lábio resulta em narinas, soleira nasal e bases alares simetricamente moldadas, uma covinha e colunas filtrais bem definidas e um arco de cupido de aspeto natural com um beicinho no tubérculo vermelhão. Além disso, resulta numa reparação muscular funcional que, com animação, simula um lábio normal. Embora idealmente as cicatrizes labiais se aproximem de pontos de referência naturais, em última análise, o olhar centra-se primeiro na simetria e depois nos contornos normais do lábio em repouso e em animação.[15]

RETALHO DE AVANÇO ROTACIONAL DE MILLARD PARA REPARAÇÃO DE FENDA LABIAL

O método de Millard de rotação e avanço avança um retalho mucocutâneo do elemento lateral do lábio para o espaço da porção superior do lábio resultante da rotação inferior para baixo do elemento medial do lábio. O reparo tenta colocar as cicatrizes labiais ao longo das linhas anatómicas da coluna filtral e soleira nasal. Conceptualmente, a abordagem de Millard é elegante, mas nem sempre é tecnicamente fácil de realizar sem algumas modificações para lidar com a grande variação de fendas. Como em qualquer outro reparo, a consistência na obtenção de um bom resultado depende do operador.

A operação é efectuada sob anestesia geral. Para a entubação endotraqueal, é preferível um tubo oxford. Este é depois fixado com um ponto no lábio superior, no meio, para evitar distorções. A cabeça é colocada num anel de borracha.

Antes da infiltração com um anestésico local (lidocaína a 0,5% com epinefrina 1:200.000), marcar os pontos anatómicos e tatuá-los com um corante azul de metileno.[16]

O lábio, a asa e as bochechas adjacentes são infiltrados com solução salina-adrenalina 1:100000, 1c.c ou 5-10 microgramas por kg de peso corporal podem ser injectados com segurança.

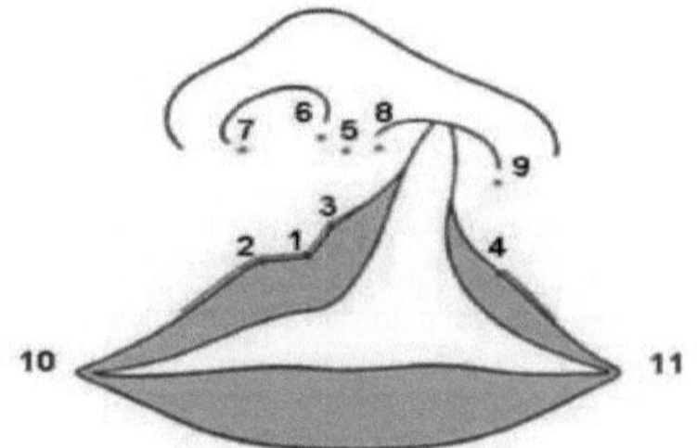

Anatomic Landmarks
Figura.45

- Dois elementos chave estão envolvidos nas marcações: a colocação da posição final do novo pico do arco de Cupido e o comprimento vertical da coluna filtral a ser criada no lado da fenda. No diagrama, o ponto 3 é determinado como a imagem em espelho do ponto 2, com base na distância do ponto médio ao pico do arco de Cupido no lado não fendido. O pico do lado da fenda, Ponto 4, não é determinado tão facilmente, mas é tipicamente colocado ao nível do Ponto 2, onde o vermelhão seco é mais largo e o rolo branco acima é bem desenvolvido. O rolo branco e o vermelhão seco afunilam medialmente a este ponto. Não é fiável determinar o pico do lado da fenda utilizando a distância entre os picos do arco de Cupido a partir da comissura do lado não fendido, devido à tensão desigual do músculo orbicular subjacente.

- Uma vez marcados os pontos anatómicos, desenhar as linhas de incisão que definem os 5 retalhos envolvidos na reconstrução do lábio. Estes são o retalho de rotação inferior (R) do elemento labial medial, o retalho de avanço medial (A) do elemento labial lateral, o retalho de base columelar (C) do elemento labial medial e os dois retalhos de mucosa aparada dos elementos labiais medial (m) e lateral (l). São frequentemente utilizados dois retalhos adicionais que refinam a reparação: um retalho de rolo branco e um retalho triangular do vermelhão para permitir uma transição mais suave na junção cutânea do vermelhão e no contorno do vermelhão.

- A marcação essencial é a linha que determina o limite entre os retalhos R e C. Esta linha torna-se a nova coluna filtral do lado da fenda. Esta linha torna-se a nova coluna filtral do lado da fenda. Para que os comprimentos verticais do filtro do lado da fenda e do lado não fendido sejam simétricos, o comprimento do retalho de avanço de rotação (y) deve ser igual ao comprimento vertical da coluna filtral (x) do lado não fendido (distância entre a base alar e o pico do arco de Cupido). Para que os dois comprimentos, x e y, sejam iguais, o trajeto de y deve ser curvo, como ilustrado. Ao marcar a curva, ter o cuidado de evitar uma curva alta e arqueada que chegue demasiado alto à base columelar para criar um filtro generoso, uma vez que isso diminui significativamente o tamanho da aba C.

- Embora todos os retalhos sejam marcados, os autores costumam refinar o desenho do retalho A depois de os retalhos R e C terem sido reposicionados adequadamente, de modo a que este seja adaptado com maior precisão para preencher o espaço deixado pela rotação inferior do retalho R e pela colocação final do retalho C.

- Corte as margens da fenda e desenvolva os retalhos m e l. O retalho l pode ser usado para inserir o revestimento do vestíbulo nasal e o retalho m pode ser usado como parte do revestimento do vestíbulo orolabial, conforme necessário. Alternativamente, ambos os retalhos podem ser usados para reconstruir o revestimento nasal e oro-vestibular do assoalho nasal, dependendo da situação. A pars marginalis do músculo orbicular está tipicamente presa pela sua inserção anómala e é posteriormente descolada, permitindo a expansão do músculo contraído.[17]

- Na região da junção vermelhão-cutânea, incisar o músculo durante aproximadamente 2-3 mm de cada lado da fenda, paralelamente ao bordo do vermelhão, para permitir o desenvolvimento de retalhos musculares vermelhão-cutâneos para o alinhamento final.

- Desenvolver os retalhos R e C, incisando a linha (x) entre os retalhos para permitir a rotação inferior do retalho R, de modo a que este fique horizontalmente livre de tensão com o ponto 3, ao nível do ponto 2. Para que isso ocorra, a liberação deve ser feita em todos os níveis (pele, tecido subcutâneo, músculo, fixações fibrosas da espinha nasal anterior, mucosa labial). Ocasionalmente, é necessário um corte posterior adicional de 1 a 2 mm apenas medialmente à coluna filtral não clivada, juntamente com um corte posterior da mucosa para permitir a rotação inferior adequada do retalho R. Ocasionalmente, o corte posterior pode ser limitado à porção subdérmica para evitar o alongamento da cicatriz cutânea. Veja a imagem abaixo.

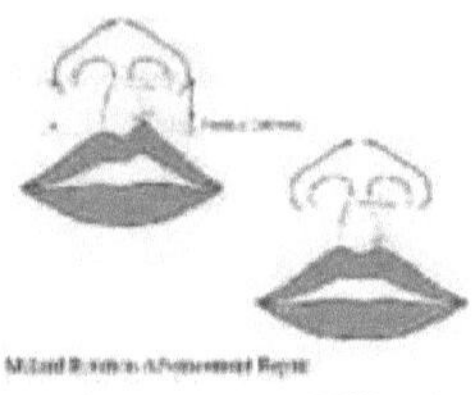

Fig 46. Reparação Millard.

Com a rotação máxima do retalho R, qualquer discrepância residual no comprimento do lábio pode ser corrigida com uma zetaplastia inferior ou um retalho triangular. Numa correção secundária, pode ser considerada uma rotação adicional do retalho R.

• De forma correspondente, libertar o retalho C com a crus medial da cartilagem alar e permitir o seu reposicionamento, criando um grande espaço a ser preenchido pelo retalho A.

• Desenvolver o retalho A a partir do elemento labial lateral para avançar para o espaço entre os retalhos R e C. Ao desenvolver o retalho A, mantenha a incisão ao longo da base alar no mínimo; raramente é necessário estender-se muito para além do aspeto mais medial da base alar. A chave para permitir a mobilização adequada do retalho A é a libertação subcutânea das ligações fibrosas da base alar à margem piriforme da maxila e não necessariamente uma incisão cutânea contínua ao longo da margem alar. Outros cirurgiões optaram por mobilizar a asa ao nível subperiosteal. Ver a imagem abaixo

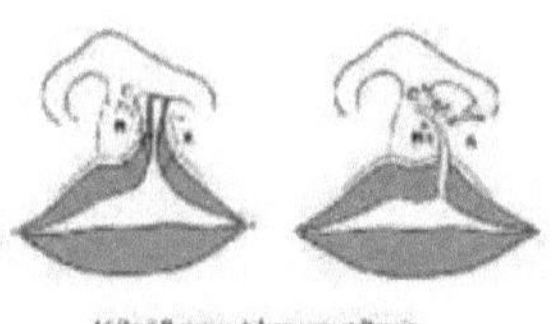

Fig 47: Reparação Millard.

O elemento do lábio medial [R] é rodado inferiormente e o elemento do lábio lateral [A] é avançado para o defeito resultante do lábio superior. O retalho columelar [C] é então utilizado para criar a soleira nasal

• Uma liberação vestibular da mucosa labial lateral também é necessária para mobilizar o retalho A medialmente e para evitar uma deformidade do lábio superior pós-operatória de aparência apertada. Não esquecer que os arcos alveolares maxilares estão tipicamente a diferentes alturas no plano coronal, e o ala deve ser libertado completamente e mobilizado medialmente superior para obter simetria, embora, em última análise, o seu suporte maxilar seja inadequado até que o alinhamento do arco e o enxerto ósseo possam ser realizados.[10]

• Como parte da mobilização da asa, efetuar uma incisão ao longo da junção pele-mucosa nasal-vestibular (infracartilaginosa), onde o retalho previamente desenvolvido pode ser interposto, se necessário. Atualmente, a tendência é para uma mobilização e reposicionamento mais agressivos das cartilagens laterais inferiores como parte integrante da reparação da fenda labial.

• Minar amplamente a ponta nasal entre a cartilagem e a pele sobrejacente

, abordando lateralmente a partir da base alar e medialmente a partir da base columelar.

• Embora o retalho A possa ser inserido como um retalho mucocutâneo incorporando o músculo orbicular, os autores reparam o músculo separadamente para permitir a reorientação diferencial dos seus vectores. Para isso, dissecar o músculo da pele sobrejacente e da mucosa subjacente e dividi-lo em feixes que podem ser reposicionados e interpostos adequadamente.

• Quando todos os retalhos estiverem desenvolvidos e os elementos labiais mediais e laterais estiverem bem mobilizados, iniciar a reconstrução. Normalmente, esta começa com a criação do revestimento vestibular labial de superior para inferior e, em seguida, prossegue para a junção do vermelhão húmido-seco com a conclusão do restante vermelhão após a conclusão da porção cutânea do lábio.

• Nesta altura, a mucosa labial pode ser avançada conforme necessário, com um alongamento adicional e um corte posterior para permitir uma eversão adequada do lábio e para evitar um lábio com aspeto apertado no pós-operatório.

• Concentrar a atenção na aproximação dos feixes musculares. Reorientar adequadamente o grupo de músculos nasolabiais em direção à espinha nasal. Em seguida, aproximar o músculo orbicular, interdigitado com o seu elemento oposto ao longo de todo o comprimento do lábio vertical. Insira o retalho em C para criar um comprimento columelar simétrico e um alargamento na sua base. Millard descreveu originalmente o retalho em C para atravessar a soleira nasal e inserir-se no elemento do lábio lateral como um retalho de rotação lateral de avanço. Mais tarde, Millard refinou o retalho C como um retalho de rotação superior medial para inserir no elemento labial medial, aumentando a altura columelar e criando um alargamento mais natural na base da platina medial. Este último método resulta ocasionalmente num nexo de cicatrizes na base da columela com cicatrização desfavorável se os retalhos não forem bem planeados.

No entanto, os autores e outros continuam a utilizar a aba C em qualquer posição, conforme necessário. Veja a imagem abaixo

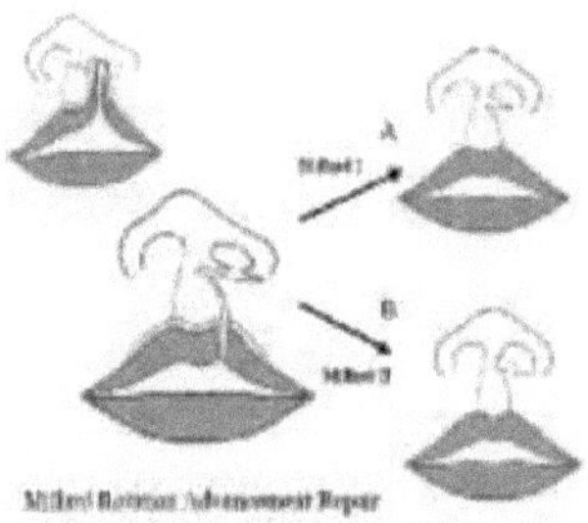

Fig 48: Reparação Millard.

Duas das variações mais comuns descritas com a utilização do retalho C para corrigir a deficiência hemi-columelar [Millard II] e a região da base alar da soleira nasal [Millard I]

- Colocar a base da asa no lugar. À medida que os retalhos C e A e a asa são inseridos, ter o cuidado de deixar uma largura adequada para a soleira nasal, de modo a evitar uma narina de aspeto apertado, que é quase impossível de corrigir como deformidade secundária.

- Aproximar a junção vermelhão-cutânea e inserir o retalho triangular mucocutâneo do vermelhão. Se o lábio parecer verticalmente curto neste ponto, os autores inserem um pequeno retalho triangular de 2-3 mm no lábio medial, imediatamente acima do vermelhão.

- Utilizar suturas dérmicas para aproximar os bordos da pele. A aproximação final é efectuada com suturas de absorção rápida ou com suturas de nylon, idealmente removidas ao fim de 5 dias. Se os bordos cutâneos estiverem bem aproximados apenas com suturas dérmicas, os autores utilizam ocasionalmente um adesivo do tipo cianoacrilato. Reposicionar a cartilagem alar fendida

com suturas de suspensão/transfixação e um stent. Moldar ainda mais a asa com suturas absorvíveis de passagem, conforme necessário.[12]

Detalhes pós-operatórios da reparação da fenda labial

• **Alimentação oral:** Para a criança que é amamentada, os autores encorajam a amamentação ininterrupta após a cirurgia. As crianças alimentadas a biberão podem retomar a alimentação imediatamente após a cirurgia com o mesmo bocal transversal utilizado antes da cirurgia.

• **Actividades:** Os autores instruem os pais para evitarem dar à criança chupetas ou brinquedos com arestas vivas durante 2 semanas após a cirurgia. Não são necessárias outras restrições específicas à atividade. Alguns centros defendem o uso de imobilizadores de cotovelo de velcro no paciente durante 10 dias para minimizar o risco de lesões inadvertidas na reparação do lábio. Estes são removidos periodicamente, várias vezes ao dia, sob supervisão.

• **Cuidados com os lábios:** A linha de sutura exposta na base do nariz e o lábio vermelho podem ser limpos com cotonetes com peróxido de hidrogénio diluído e pode ser aplicada pomada antibiótica tópica várias vezes ao dia. Os autores removem então as suturas permanentes nos dias 5-7 do pós-operatório. Se for utilizado adesivo de cianoacrilato, não são necessários cuidados adicionais no pós-operatório imediato até que a película adesiva se solte. Os autores dizem aos pais para esperarem contratura cicatricial, eritema e firmeza visíveis 4-6 semanas após a cirurgia, e que isto começa a melhorar gradualmente 6-12 meses após o procedimento. Normalmente, os autores instruem os pais a massajar o lábio superior durante esta fase e a evitar colocar a criança sob a luz direta do sol até a cicatriz amadurecer.

Complicações da cirurgia do lábio leporino

Vários erros comuns são cometidos no método de rotação-avanço da reparação da fenda labial unilateral. Estes incluem rotação insuficiente do retalho R, incompatibilidade entre o vermelhão e a pele, entalhe do vermelhão e um elemento labial lateral de aspeto apertado, uma protuberância muscular lateral, uma asa deslocada lateralmente e uma narina de aspeto apertado.

Para além do aspeto insatisfatório do resultado cirúrgico, as possíveis complicações incluem a deiscência da reparação (mais comum se a reparação for adiada até a criança estar a aprender a andar e cair) e a formação excessiva de cicatrizes e/ou contratura das cicatrizes labiais. Se ocorrer deiscência, adiar a reoperação até que o endurecimento tenha diminuído completamente. Com cicatrizes labiais que parecem vermelhas, espessas e contraídas, os autores utilizam um penso de fita oclusiva e, se necessário, injeção de Kenalog-10 (acetonido de triamcinolona) e/ou fita de Aurandrenolide. Na maioria das reparações, a contratura observada faz parte do processo normal de cicatrização e melhora com o tempo. Adiar a cirurgia de revisão até a cicatriz amadurecer. A intervenção deve ser orientada pela gravidade da deformidade residual. Manter as revisões a um nível mínimo.

Resultados e prognóstico da cirurgia do lábio leporino

Uma avaliação pré-operatória cuidadosa da deformidade do lábio leporino e a atenção aos pormenores da reconstrução resultam normalmente numa excelente reparação que atinge muitas caraterísticas do lábio natural. Realisticamente, estão envolvidas muitas variáveis para além dos aspectos técnicos de uma determinada reparação. Em última análise, o resultado depende do curso natural da cicatrização sem complicações da reparação inicial, do alinhamento da estrutura esquelética em que o lábio assenta e do efeito diferencial do crescimento e desenvolvimento normais no lábio operado.

Embora seja improvável que um resultado inicial ruim melhore com o tempo, não se deve presumir que um resultado inicial excelente não necessitará de algum procedimento de revisão devido a variáveis não controladas. Além disso, embora o reparo labial possa ser aceitável, procedimentos adicionais necessários para alcançar a simetria nasal não são incomuns, apesar da cirurgia nasal primária inicial incorporada como parte integrante do reparo labial.

TENNINSON- RANDALL REPARAÇÃO

Este método permite um desenho matemático claro para atingir os objectivos da reparação. É criado um retalho triangular no lado lateral da fenda para encaixar no defeito triangular produzido no lado medial da fenda. Este procedimento pode ser planeado exatamente após as medições iniciais. Os resultados não podem ser modificados após o corte do lábio. A cicatriz é mais proeminente do que noutros procedimentos.

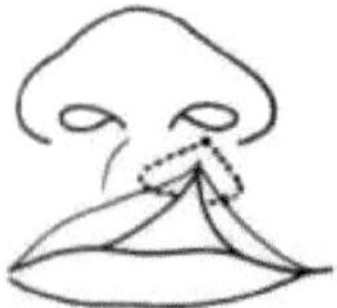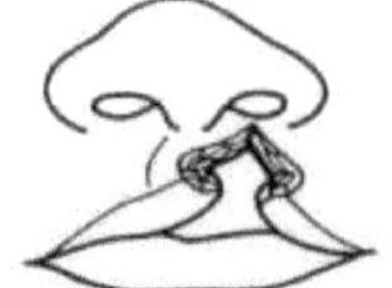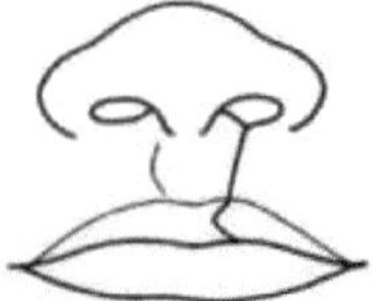

Figura. 49

REPARAÇÃO DE HAGEDORN-LEMESURIER

O elemento labial medial é alongado através da introdução de um retalho quadrilateral desenvolvido a

partir do elemento labial lateral.

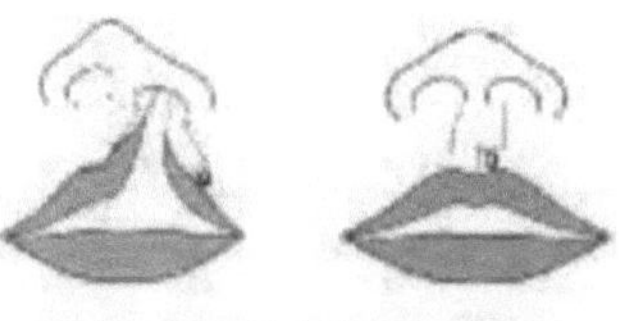

Figura. 50

A REPARAÇÃO ROSE-THOMPSON

Envolve o desbaste curvo ou angular das margens da fenda para alongar o lábio como um fecho em

linha reta.

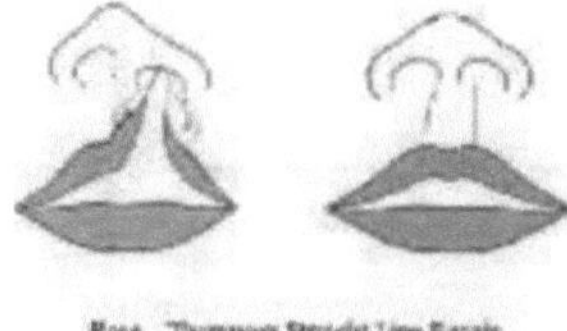

Figura 51
SKOOG REPAIR.

O elemento labial medial é alongado através da introdução de dois pequenos retalhos triangulares

desenvolvidos a partir do elemento labial lateral.

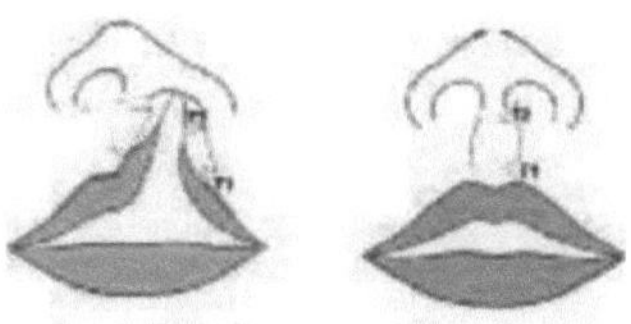

Figura. 52

TRATAMENTO E GESTÃO DA REPARAÇÃO DA FENDA LABIAL BILATERAL

Devem ser seguidos os Parâmetros de Diretrizes de Cuidados estabelecidos pela American Cleft Palate-

Craniofacial Association. No entanto, em vez de aderir estritamente a um protocolo, os médicos devem

avaliar cada criança individualmente e formular o plano de tratamento com base na experiência da

equipa, na sua filosofia geral de tratamento e nos recursos disponíveis.[15]

Detalhes pré-operatórios

Embora a reparação do lábio seja o foco inicial para muitos pais, o tratamento começa por avaliar o estado nutricional da criança e ajudar os pais com técnicas de alimentação oral para que ocorra um aumento de peso adequado. Os pais que se vêem subitamente confrontados com a necessidade de cuidar de uma criança com fenda facial podem sentir-se sobrecarregados. Nunca é demais sublinhar a importância de passar tempo suficiente com eles para acalmar os seus receios, discutir a fase e o momento da reconstrução, sublinhar a necessidade de envolvimento de outros especialistas e sublinhar a importância de um acompanhamento a longo prazo e consistente desde o nascimento até à adolescência.

Não há concordância na literatura quanto ao momento ideal para o reparo labial. Alguns defendem a cirurgia no período neonatal precoce, com um benefício teórico na aparência da cicatriz e na adaptabilidade da cartilagem nasal, minimizando assim a deformidade nasal. Para minimizar os riscos anestésicos, alguns ainda aderem à regra dos 10s: realizar a correção cirúrgica da fissura labial quando a criança apresenta nível de hemoglobina de 10 g, peso de 10 lb e idade de 10 semanas. Em geral, a maioria dos centros prefere realizar a reconstrução do lábio quando o paciente tem 2-4 meses de idade; os riscos anestésicos são menores, a criança é mais capaz de suportar o stress da cirurgia, e os elementos do lábio são maiores e permitem uma reconstrução meticulosa.

Um aparelho ortodôntico palatino pré-cirúrgico, confeccionado, passivo e intra-oral pode ser usado para manter a largura da arcada e evitar o colapso quase inevitável que ocorre com a reparação do lábio. Raramente existe uma indicação para a expansão ativa do segmento maxilar. Esta plaqueação passiva e tração suave é um componente integral da reparação cirúrgica da fenda labial. A reparação restabelece o tecido mole e as forças musculares nos segmentos do arco maxilar facilmente moldáveis. Recentemente, o aparelho palatino foi modificado para incluir uma extensão nasal para ajudar a melhorar a forma da ponta nasal. O ortodontista faz moldes e o aparelho personalizado é colocado logo que possível após o nascimento e muito antes da reparação do lábio.

O aparelho também auxilia na alimentação oral da criança, ajudando a diminuir a regurgitação nasal e auxiliando na sucção oral. Alguns centros optaram por não realizar nenhuma intervenção ortopédica pré-cirúrgica ou por utilizar um aparelho ativo baseado em pinos (por exemplo, Latham) para alinhar os segmentos do arco maxilar. Para fendas bilaterais, a pressão externa é usada rotineiramente para ajudar a manter o componente pré-maxilar dentro do alinhamento do arco. Fita elástica macia (por exemplo, fita Microfoam da 3M) ao longo da pré-maxila, uma tampa de cabeça com tração elástica, ou adesão labial podem ser usadas antes de um reparo labial definitivo, uma vez que os segmentos do arco tenham se aproximado.

Detalhes intra-operatórios

A reparação ideal do lábio resulta em narinas, soleira nasal e bases alares simetricamente moldadas; comprimento columelar adequado; uma covinha e colunas filtrais bem definidas; um arco de cupido de aspeto natural com um beicinho para o tubérculo vermelhão; e um sulco labial adequado. Além disso, são utilizadas cicatrizes labiais para aproximar os pontos de referência naturais. A reparação ideal resulta numa reparação muscular funcional com uma animação que imita um lábio normal.

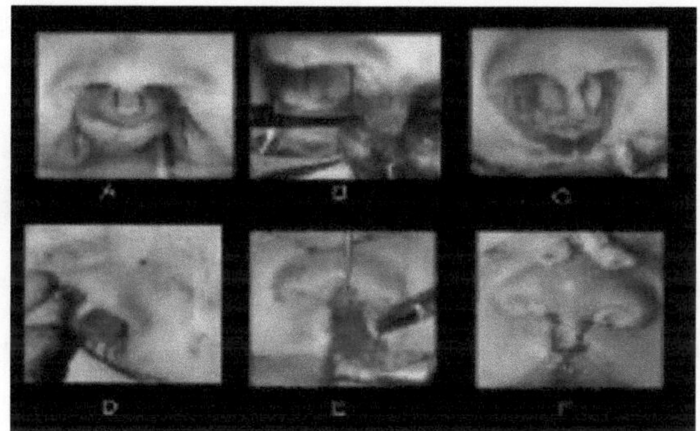

Figura. 53. Técnica intra-operatória.
(A) Os pontos de referência anatómicos são tatuados e as incisões planeadas são marcadas. (B) O músculo orbicular é dissecado da pele sobrejacente e dividido em feixes para permitir a interdigitação com o seu elemento oposto. Inferiormente, um elemento do músculo é deixado ligado ao retalho triangular de vermelhão utilizado para criar um arco de Cupido. (C) O retalho prolabial é desenvolvido. Os elementos do lábio lateral do prolábio são descartados e os retalhos da mucosa são virados para criar um sulco labial. (D) As cartilagens laterais inferiores são libertadas da pele nasal sobrejacente a partir da base da asa e da columela. As cúpulas nasais são aproximadas umas das outras e as cartilagens são suspensas das cartilagens laterais superiores. (E) As séries de feixes interdigitantes do músculo orbicular

são aproximadas umas das outras. (F) A pele é inserida com uma série de suturas finas de nylon, que são removidas 5-7 dias após a cirurgia se não for utilizado um adesivo cutâneo. São colocadas almofadas de gaze Xeroform como stent nasal temporário.

Um número de procedimentos cirúrgicos com muitas variações para o reparo da fenda labial bilateral está bem descrito. Entre estes estão as reparações de Veau, Tennison, Manchester, Millard e outros. A operação de Veau III é um encerramento em linha reta sem elevação da pele prolabial e, correspondentemente, sem qualquer tentativa de restaurar a continuidade da orbicularis oris. O arco de Cupido central e o tubérculo são construídos a partir do vermelhão dos elementos do lábio lateral. Em contraste, a reparação de Millard envolveu a elevação completa do prolábio e a reconstituição do orbicularis através da pré-maxila. Além disso, Millard colocou segmentos laterais do prolábio como "retalhos bifurcados" que se destinavam a acrescentar altura columelar numa fase posterior. Tal como em Veau, o vermelhão central é recriado a partir dos elementos labiais laterais.

Ao contrário de Veau e Millard, Manchester preferiu manter o vermelhão prolabial para criar o arco do cupido e o tubérculo, mas, à semelhança de Veau, o reparo de Manchester não envolveu o reparo do orbicular, pois ele sentiu que isso criaria um lábio excessivamente apertado. Nos últimos anos, as contribuições significativas de McComb, Mulliken, Nakajima e Cutting integraram a correção da deformidade nasal associada com a reparação simultânea do lábio, o que parece conseguir um alongamento columelar primário adequado e uma projeção da ponta nasal.[18] Mais recentemente, a experiência de McComb levou-o a fasear a reparação.[19] A fase inicial envolve a aproximação e o reposicionamento das cartilagens alares alargadas através de uma incisão em "asa de gaivota" da ponta nasal em V-Y, que permite a reconstrução da pele sobrejacente com uma adesão labial bilateral simultânea. Numa segunda fase, segue-se uma reparação definitiva do lábio.

A extensa experiência de Mulliken evoluiu de uma incisão mediana da ponta nasal para exposição a incisões bilaterais da borda que permitem acesso adequado para corrigir a deformidade da cartilagem nasal.[20] Nakajima e Cutting introduziram a moldagem pré-cirúrgica da ponta nasal e da columela com outriggers de acrílico ligados a um aparelho palatino.

- Usar anestesia geral com um tubo endotraqueal Oral RAE não algemado posicionado na linha média.

Normalmente, o otorrinolaringologista examina os ouvidos; se necessário, são colocados tubos de miringotomia e de equalização de pressão.

• Antes da infiltração com um anestésico local (lidocaína a 0,5% com epinefrina 1:200.000), tatuar os pontos anatómicos com um corante azul de metileno e marcar as incisões propostas.

• Estão envolvidos dois elementos-chave na marcação pré-operatória da pele para a elevação de dois retalhos cruciais (o retalho prolabial e os retalhos de avanço do lábio lateral). Fazer o retalho prolabial em forma de "gravata", com o pico do arco de Cupido entre 2-2,5 mm de cada lado da linha média. O retalho estreita-se superiormente à base da columela. No elemento do lábio lateral, o pico do arco de Cupido é determinado onde o vermelhão seco tem a largura máxima antes de diminuir superiormente. Marcar a incisão do lábio lateral desde a junção vermelhão-cutânea até à base alar, com retalhos mediais de vermelhão incluídos para recriação do tubérculo central. A incisão continua verticalmente intranasalmente ao longo da junção mucocutânea. O vermelhão dos retalhos laterais do lábio encaixar-se-á no bordo inferior do retalho prolabial e entre si na linha média, formando um tubérculo. O rolo branco deve ser incluído com os retalhos de vermelhão.

• Elevar o retalho prolabial até a base da columela. Os elementos cutâneos laterais são descartados em primeiro lugar, exceto na base da columela, onde são adaptados para reconstruir a soleira nasal (não como retalhos em bifurcação). A mucosa é então virada para baixo para criar o sulco labial.

• Elevar os retalhos laterais do lábio, incisando a marcação imediatamente acima do rolo branco através de toda a espessura do lábio. Identificar o músculo orbicularis oris e separá-lo da pele sobrejacente e da mucosa labial subjacente. O músculo é dividido inferiormente para permitir que acompanhe o retalho do vermelhão. Fazer uma incisão vestibular superior acima da gengiva anexa para permitir a mobilização medial da mucosa labial.

• Libertar as bases alares das suas fixações à região piriforme para permitir a mobilização medial e inferior da asa e dos músculos transversos correspondentes (para evitar o alargamento da asa).

• As cartilagens alares laterais inferiores são libertadas da pele nasal sobrejacente através de uma incisão infracartilaginosa lateral e medialmente. As cúpulas são aproximadas umas das outras com suturas intradomais e o complexo é suspenso das cartilagens laterais superiores com suturas de fixação temporárias.

• A reconstrução do lábio começa com a criação do sulco labial, aproximando a mucosa labial dos elementos laterais do lábio à mucosa central prolabial virada. Para aproximar o músculo orbicularis oris, este é dividido em feixes e interdigitado com o seu elemento oposto através de uma série de suturas. As bases alares são então colocadas no lugar (inferior e medial) da espinha nasal. Aproximar o retalho cutâneo prolabial e os retalhos labiais laterais com suturas dérmicas ou em combinação com um adesivo. Os retalhos do vermelhão são adaptados para criar uma

tubérculo. Adaptar os retalhos à soleira nasal e, em seguida, fechar as incisões alares e intranasais.

• Colocar as almofadas Xeroform e os stents nasais. Aplicar uma pomada antibiótica tópica no lábio.

Detalhes pós-operatórios

• Alimentação oral: Para uma criança amamentada, os autores encorajam a amamentação ininterrupta após a cirurgia. As crianças alimentadas a biberão podem retomar a alimentação imediatamente após a cirurgia com um bocal cruzado. Alguns centros ainda defendem que a criança use uma seringa com ponta de cateter macia durante 10 dias após a cirurgia, seguida do reinício da alimentação normal com biberão. Os autores consideram que este grau de precaução é desnecessário.

• Actividades: Os autores instruem os pais para evitarem dar à criança chupetas ou brinquedos com pontas afiadas durante 2 semanas após a cirurgia. Não são necessárias outras restrições à atividade. Alguns centros defendem o uso de imobilizadores de cotovelo de velcro no paciente por 10 dias após a cirurgia para minimizar o risco de lesão inadvertida no reparo labial. Estes são removidos periodicamente durante o dia sob supervisão.

• Cuidados com os lábios: Qualquer linha de sutura exposta, na base do nariz e do lábio, deve ser limpa com cotonetes com peróxido de hidrogénio diluído várias vezes ao dia, seguido da aplicação liberal de pomada antibiótica tópica. Os autores removem então as suturas permanentes 5-7 dias após a cirurgia. Se for utilizado adesivo de cianoacrilato, não são necessários cuidados adicionais no pós-operatório imediato até que a película adesiva saia. Os pais são informados de que devem contar com contratura, eritema e firmeza cicatriciais visíveis durante cerca de 4-6 semanas após a cirurgia e que estes aspectos começam a melhorar gradualmente 3-12 meses após o procedimento. Os autores normalmente instruem os pais a massajar o lábio superior durante esta fase e a evitar colocar a criança sob a luz direta do sol até a cicatriz amadurecer.[14]

Acompanhamento

Após a reparação da fenda labial, os doentes são avaliados periodicamente pelos vários membros da equipa de fissura. É necessário dar ênfase à higiene oral e aos cuidados dentários adequados. A avaliação e o tratamento psicossocial devem ser disponibilizados. As consultas de acompanhamento com os patologistas da fala devem ser continuadas até se atingir uma fala normal ou quase normal. É necessária uma cooperação estreita entre os membros da equipa de fissura para obter resultados óptimos.

Complicações

Para além de uma aparência insatisfatória do resultado cirúrgico, as possíveis complicações incluem deiscência da reparação, formação de cicatriz hipertrófica ou contratura das cicatrizes labiais. Se ocorrer deiscência, a reoperação é adiada até que o endurecimento tenha diminuído completamente. Durante este período, pode ser necessário controlar a pré-maxila com dispositivos ortodônticos para evitar a rotação causada por forças assimétricas. Nas cicatrizes labiais que permanecem vermelhas, espessas e contraídas, os autores utilizam um curativo com fita oclusiva e, ocasionalmente, injeção de Kenalog-10 (acetonido de triancinolona) e/ou fita de Aurandrenolide. Na maioria das reparações, a contratura observada faz parte da cicatrização normal e melhora com o tempo. Esperar para intervir até que a cicatriz labial amadureça (geralmente 1 ano), e a intervenção deve ser guiada pela gravidade da deformidade residual com o objetivo de minimizar o número de revisões. Estas incluem principalmente a deformidade em apito do lábio, um lábio superior verticalmente deficiente, um lábio constrito e diástase muscular. A correção destas deformidades residuais tem de ser especificamente adaptada e varia desde pequenas revisões até à recriação completa do defeito e à reconstrução de cada um dos elementos do lábio, passando pela eliminação do elemento prolabial e a sua substituição por uma reconstrução de Abbe do lábio inferior.

Resultados e prognóstico da fenda labial:

Embora a simetria seja talvez mais alcançável na reparação bilateral da fenda labial, o resultado pode ser menos satisfatório do que nas fendas unilaterais. A avaliação pré-operatória cuidadosa da deformidade do lábio leporino e a atenção ao manejo pré-cirúrgico apropriado e aos detalhes da reconstrução normalmente resultam em um reparo aceitável que atinge algumas das caraterísticas do lábio e nariz naturais. Estão envolvidas muitas variáveis para além dos aspectos técnicos de uma determinada reparação. Em última análise, o resultado depende do curso natural da cicatrização sem complicações da reparação inicial, do alinhamento da estrutura esquelética em que o lábio assenta e do efeito diferencial do crescimento e desenvolvimento normais no lábio operado. Além disso, embora o reparo do lábio possa ser aceitável, procedimentos adicionais para alcançar a simetria nasal são geralmente necessários, apesar da cirurgia nasal primária inicial incorporada como parte integrante do reparo do lábio. Realisticamente, deve-se perceber que, apesar das melhores tentativas do médico, os estigmas de uma deformidade bilateral da fenda permanecem em muitas crianças.[14]

REFERÊNCIAS

1. Grayson BH, Cutting C, Wood R. Alongamento pré-operatório da columela em fendas labiais e palatinas bilaterais. Plast Reconstr Surg1993;92:1422-1423.

2. Spengler A L. Terapia de moldagem nasoalveolar pré-cirúrgica para o tratamento de fenda labial e palatina bilateral: Um Estudo Preliminar: Cleft Palate Craniofac J2006;43:321-28.

3. Figueroa A. Ortodontia no tratamento da fenda labial e palatina. In: Mathes SJ, Hentz UR, eds. Plastic Surgery. 2ª ed.Philadelphia, PA: Saunders; 271-310

4. Matsuo K, Hirose T, Otagiri T, Norose N. Reparação da fenda labial com correção não cirúrgica da deformidade nasal no período neonatal precoce. Plast Reconstr Surg 1989;83:25-31.

5. Lee C, Grayson BH, Cutting CB. Crescimento pré-puberal da face média em fissuras labiopalatinas unilaterais após moldagem alveolar e gengivoperiosteoplastia. Cleft Palate Craniofac J 2004; 41(4):375-380.

6. Maull DJ, Grayson BH, Cutting CB, Brecht LL, Bookstein FL, Khorrambadi D, Webb JA, Hurwitz DJ. Efeitos a longo prazo da moldagem nasoalveolar na forma nasal tridimensional em fissuras unilaterais. Cleft Palate Craniofac J 1999; 36(5):391-397.

7. Pfeifer TM,Grayson BH,Cutting CB.Moldagem nasoalveolar e gengivoperiósteoplastia versus enxerto ósseo alveolar: uma análise de resultados dos custos no tratamento da fissura alveolar unilateral. Cleft Palate Craniofac J 2002; 39(1):26-29.

8. Liou EJW, Subramanian M, Chen PKT. A mudança progressiva do comprimento da columela e o crescimento nasal após a moldagem nasoalveolar em pacientes com fissura bilateral: um estudo de acompanhamento de três anos. *Plast Reconstr* Surg2004;4:858-64.

9. Hardingham TE, Muir H. The specific interaction of hyaluronic acid with cartilage proteoglycans. Biochem Biophys Ata. 1972;279:401 405.

10. Suri S, Tompson BD. Um aparelho ortopédico maxilar ativado pelo músculo modificado para moldagem nasoalveolar pré-cirúrgica em bebés com fenda labial e palatina unilateral. Clin Plast Surg. 2004;2:149-158.

11. McComb H. Reparação primária da fenda nasal bilateral do lábio: uma revisão de 15 anos e um novo plano de tratamento. *Plast Reconstr Surg1990*;86:882-9.

12. Cutting C, Grayson B, Brecht L, et al. Alongamento columelar pré-cirúrgico e reconstrução nasal retrógrada primária na reparação bilateral do lábio leporino e do nariz numa só fase. *Plast Reconstr Surg1998*;101:630-9

13. Da Silveira AC, Oliveira N, Gonzalez S. Aparelho de moldagem alveolar nasal modificado para o tratamento da fissura labial. *Journal of Craniofac Surg2003*;14:700-3.

14. McComb H. Reparação primária da fenda nasal bilateral do lábio: uma revisão de 4 anos. *Plast Reconstr Surg1994*;94:37-47.

15. Profitt WRT, urveyT A: Problemas especiais em pacientes com fenda palatina. In: Profitt WR, White RP, Eds. Tratamento ortodôntico cirúrgico. St Louis: CVM osbyC o: 625, 1990.

16. Mulliken JB. Correção da deformidade nasal da fenda labial bilateral: Evolução de um conceito cirúrgico. *Cleft Palate Craniofac J1992*;29:540-5.

17. Mulliken JB. Fenda labial completa bilateral e deformidade nasal: Uma análise antropométrica da reparação faseada e síncrona. *Plast Reconstr Surg1995*;96:9-23.

18. Mulliken JB, Wu JK, Padwa BL. Reparação da fenda labial bilateral: revisão, revisões e reflexões. *J Craniofac Surg2003*;14:609-20.

19. Cubitt JJ, Hodges AM, Van Lierde KM, Swan MC. Global Variation in Cleft Palate Repairs (Variação Global nas Reparações de Fendas Palatinas): Uma Análise de 352.191 Reparos Primários de Fenda em Países de Baixa a Média Renda Superior. Cleft Palate Craniofac J2013;33:23-9.

20. Dorrance GM. The operative story of cleft palate. Philadelphia: Saunders; 1933.

GESTÃO DA FENDA PALATINA

Terapia médica

A fenda palatina é um problema essencialmente cirúrgico, pelo que não existe uma terapia médica específica para esta condição. No entanto, as complicações de uma fenda palatina, incluindo a obstrução das vias respiratórias e a otite média, podem exigir tratamento médico antes da reparação.

Obstrução das vias aéreas

A obstrução das vias aéreas pode apresentar-se em crianças com fenda palatina, especialmente naquelas com hipoplasia mandibular (ou seja, uma sequência de Pierre Robin). A obstrução das vias aéreas superiores resulta do posicionamento posterior da língua, que é propensa a prolapsar para a faringe durante a inspiração. A obstrução nasal também pode resultar da protrusão da língua na cavidade nasal. A obstrução das vias respiratórias é normalmente gerida colocando a criança numa posição prona para evitar o prolapso da língua. Em casos graves, em que a obstrução das vias aéreas não é aliviada com medidas conservadoras, pode ser necessária uma traqueotomia. Nestes casos, medidas como a adesão lábio-língua não são geralmente tão eficazes e não são tão bem toleradas como uma traqueotomia.

Otite média

A otite média é uma complicação comum da fenda palatina e está presente em mais de 50% das crianças com fenda labial ou fenda labial e palatina. Embora a doença supurativa recorrente possa ser um problema, a principal complicação é a efusão persistente do ouvido médio com perda auditiva condutiva associada. Embora este problema tenda a melhorar com a idade, a perda de audição em crianças pequenas durante o período crítico de desenvolvimento da linguagem pode atingir os 60%.

Ortopedia maxilar no tratamento pré-cirúrgico de bebés com fenda labial e palatina:

ELECTRODOMÉSTICO DE LATHAM.

A utilização de aparelhos ortopédicos maxilares no tratamento de crianças com fendas labiopalatinas tem sido objeto de debate há muitos anos. Muita controvérsia reside no tipo e no momento da intervenção ortopédica e no momento da cirurgia. Os bebés com fendas labiopalatinas unilaterais (FLPU) ou bilaterais (FLPB) com uma pré-maxila protrusiva são particularmente problemáticos para o cirurgião devido à distância que o tecido tem de ser mobilizado para fechar o defeito. O fechamento cirúrgico de um defeito largo causa tensão excessiva na linha de sutura, o que pode levar ao fracasso. É comum usar uma queiloplastia em dois estágios em muitas dessas circunstâncias. O objetivo do primeiro estágio, a cirurgia de lipadesão, é fixar o orbicularis oris e permitir que as forças musculares moldem os segmentos maxilares, facilitando assim o reparo definitivo do lábio. 1 Na maioria dos pacientes com fissura labiopalatina (FLP), o alinhamento do arco sem o uso de aparelhos ativos e/ou passivos é frequentemente desfavorável. A coordenação entre o cirurgião plástico e o cirurgião-dentista possibilitou um melhor posicionamento dos segmentos maxilares, a fim de facilitar o reparo cirúrgico do lábio de uma só vez.

O reparo adequado da FLP pode produzir mudanças favoráveis na distorção inicial observada em bebês com fissura.[1] A mordida cruzada da dentição na criança com FLP é um achado clínico comum.[2] Sem dúvida, uma predisposição para a mordida cruzada dentária é estabelecida precocemente na infância, seja como resultado do defeito congênito ou como uma resposta desfavorável dos segmentos alveolares à influência do reparo do lábio e do palato. Este facto levou alguns autores a recomendarem a utilização de ortopedia pré-cirúrgica, numa tentativa de controlar a forma do arco nos primeiros anos que rodeiam a maioria das grandes reparações cirúrgicas.[3] Com uma plataforma maxilar equilibrada e estabilizada, uma queiloplastia e/ou rinoplastia definitivas podem ser completadas de forma mais ideal. A ortopedia infantil pré-cirúrgica consegue o alinhamento dos segmentos maxilares, apresentando uma plataforma mais simétrica e uma redução da largura da fenda do rebordo alveolar. Isto permite a elevação da base alar no lado da fenda e o fecho do lábio sem tensão ou com tensão mínima.[3]

Aparelhos passivos de acrílico podem ser utilizados para moldagem e/ou retenção. Se os segmentos laterais são mantidos em posição por um aparelho maxilar, o segmento pré-maxilar responde às forças musculares do lábio, resultando em movimento lingual, provavelmente através da remodelação do vômer e do septo nasal. Hochban e Austermann trataram 20 crianças com FL/PU com aparelhos passivos até que o palato duro e o alvéolo fossem reparados, aproximadamente aos 3 anos de idade. O colapso dos segmentos alveolares foi evidente após a interrupção do tratamento com aparelhos. Nos casos de BCLP com largura transversal adequada, pode ser utilizado um aparelho palatino removível para manter a posição dos segmentos laterais, com um bulbo de acrílico colocado sobre a pré-maxila para retração. A ancoragem para a retração da pré-maxila pode ser feita por meio de tiras extrabucais presas a uma touca usada pela criança.[1] Num estudo com 40 crianças com BCLP, cada sujeito foi atribuído a um grupo, que 1) recebeu terapia ortopédica com aparelhos intra-orais e uma touca com correias extra-orais ou 2) recebeu o mesmo tratamento sem forças ortopédicas." Os registos foram feitos durante as fases de dentição primária e mista. Foram registadas incidências significativamente maiores de mordida cruzada de incisivos nos casos não tratados, tanto na dentição primária como na mista. Em termos de deslocamento anteroposterior da maxila, o efeito dos aparelhos passivos no tratamento de crianças com FLP deve ser considerado imprevisível.[4]

Atualmente, existem três métodos disponíveis para o tratamento pré-cirúrgico-ortopédico das fissuras labiopalatinas completas bilaterais. Primeiro, há o método original de McNeil, que utiliza próteses intraorais e um head-bonnet com tiras extraorais e modificações (Jones et al., 1985).[5] Em segundo lugar, temos a técnica pré-cirúrgica de moldagem nasoalveolar, descrita por Grayson et al. (1999).[6] Essa técnica inclui a moldagem ativa e o reposicionamento das cartilagens nasais deformadas e dos processos alveolares, bem como o alongamento da columela. Finalmente, existe o aparelho intraoral de reposicionamento pré-maxilar de cadeia elástica, que foi desenvolvido a partir de um dispositivo anterior descrito por Georgiade e Latham (1975)[7] e, mais recentemente, por Millard e Latham (1999).[8] Este aparelho consiste em almofadas de acrílico sobre os segmentos maxilares ligados posteriormente por um mecanismo de expansão. O segmento pré-maxilar é retraído por bandas elásticas presas a um pino colocado através dos ossos pré-maxilares, imediatamente anterior à sutura pré-maxilovomeral.

Do ponto de vista da estética do lábio e do nariz, Ross e MacNamara (1994)[9] relatam que o tratamento ortopédico pré-cirúrgico em pacientes com fissura palatina bilateral não tem efeitos duradouros e não altera a necessidade de cirurgia revisional. No entanto, outros autores[10] têm uma opinião contrária, na medida em que a ortopedia pré-cirúrgica pode dar a oportunidade de reparação do rebordo alveolar através de gengivoperiosteoplastia. Este tratamento combinado é relatado para reduzir a necessidade de um enxerto ósseo mais tarde.

Existe controvérsia em relação ao tratamento e à oclusão dentária. Bitter (1992)[11] e Millard e Latham (1999)[8] acreditam que o uso do aparelho de reposicionamento pré-maxilar de cadeia elástica para alinhamento dos segmentos alveolares é benéfico não só para a reconstrução do lábio e nariz, mas também para a oclusão. Outros autores[12] consideraram que isso resulta em mais má oclusão do que quando não há tratamento ortopédico. Em suma, a facilitação da reconstrução do lábio e do nariz nos casos difíceis faz com que a ortopedia pré-cirúrgica com técnica aprimorada valha a pena, não só pela redução da tensão nas linhas de sutura e menor necessidade de descolamento dos tecidos moles, mas também porque elimina a necessidade de cirurgia adicional de adesão labial.

OBJECTIVO DA TERAPIA COM APARELHOS:

Os objetivos da ortopedia maxilar ativa precoce são dois. Primeiro, em casos de fendas unilaterais largas (Fig. 54) ou pré-maxila protrusiva em fendas bilaterais (Fig. 55), a queiloplastia inicial é difícil devido à distância que o tecido deve ser mobilizado para fechar o defeito. Isso causa tensão excessiva no local da cirurgia, o que pode levar à deiscência da ferida. A ortopedia maxilar pré-cirúrgica permite um fecho labial mais precoce e ideal, com uma tensão tecidular mínima, uma vez que os tecidos moles irão sobrepor-se a uma anatomia óssea mais normal. Se o fecho definitivo dos pés de galinha causar tensão excessiva no local da cirurgia, o cirurgião também pode optar por efetuar a reparação do lábio em duas fases. Ao utilizar a terapia ortopédica, a necessidade de cirurgia de aderência labial antes de uma reparação definitiva pode ser eliminada. A ortopedia maxilar precoce pode mover os segmentos maxilares para uma posição anatomicamente mais correta e os tecidos moles serão transportados com os segmentos, levando a uma diminuição da largura do defeito, o que reduzirá o tempo do cirurgião, o tempo de hospitalização e os riscos de anestesia geral adicional. A eliminação da cirurgia de aderência labial também elimina a necessidade de realizar uma cirurgia adicional na presença de tecido cicatricial de uma operação anterior. Além disso, se o encerramento do lábio for efectuado numa única operação, o paciente tem uma aparência mais normal numa fase mais precoce da vida, e o risco e o custo de um procedimento cirúrgico adicional são eliminados.

Em segundo lugar, se não for tratado, o(s) segmento(s) alveolar(es) lateral(is) geralmente

"colapsa(m)", levando ao

desalinhamento, como mostrado na Fig. 56. Com a intervenção ortopédica precoce, pode ser alcançada

uma

forma de arco

mais

normal, resultando num melhor alinhamento do(s) segmento(s), como

na Fig. 57. O alinhamento alveolar mais normal ou quase normal leva a uma melhor

aproximação dos tecidos

moles

.

Não se sabe se esse alinhamento da arcada levará a

relações oclusais

mais

ideais com o crescimento futuro. Estudos a longo prazo e bem controlados são

necessários para determinar o efeito da terapia ortopédica precoce no crescimento final.

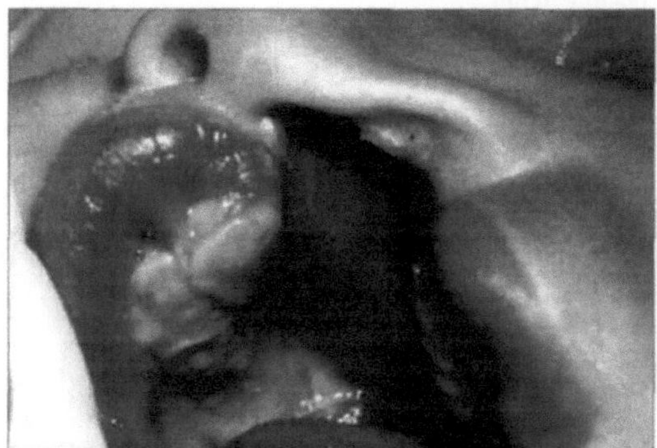

Figura. 54 UCLP, vista oclusal

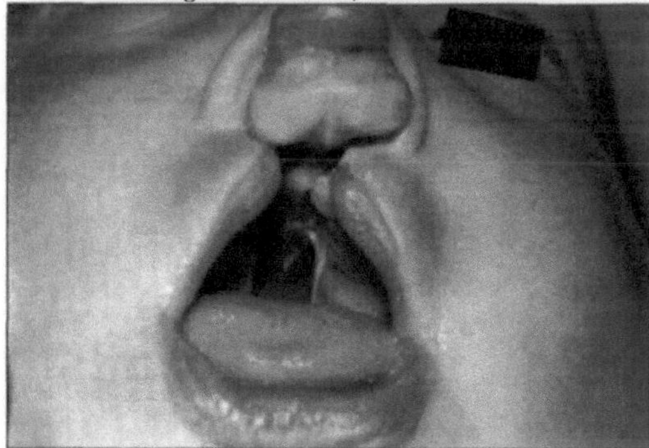

Figura. 55BCLP, vista oclusal

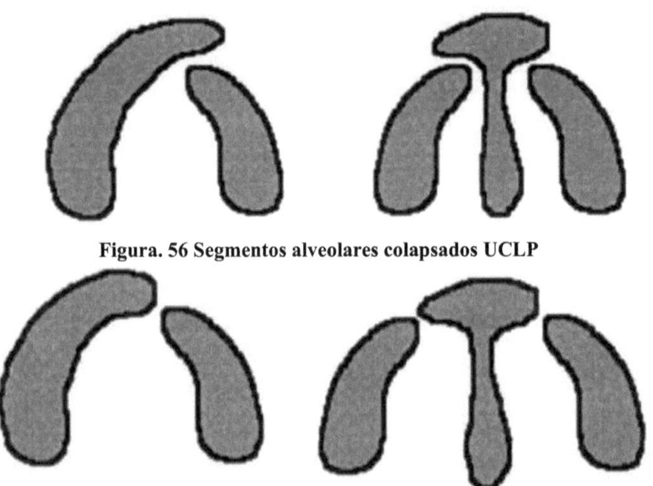

Figura. 56 Segmentos alveolares colapsados UCLP

Figura. 57 UCLP - alinhamento ideal (esquerda). BCLP- alinhamento ideal(direita)

Fenda labial e palatina unilateral:

Conceção e mecânica de aplicações.

O fabrico de qualquer aparelho intra-oral depende de uma impressão exacta. Recomenda-se o uso de material de moldagem composto vermelho temperado, porque é menos provável que escorra para dentro das cavidades da fenda. A quebra do material de moldagem na fenda pode resultar numa recuperação difícil e/ou obstrução das vias respiratórias. Durante o procedimento de moldagem, recomenda-se que o bebé seja colocado em decúbito ventral, o que desloca a língua para baixo e para a frente, promovendo uma via aérea desobstruída e evitando a aspiração em caso de vómito. O modelo em pedra produzido a partir da impressão é utilizado para fabricar os aparelhos ortopédicos.

Os aparelhos utilizados no tratamento ortopédico de crianças com PCCU podem ser divididos em duas grandes categorias: removíveis e fixos. Ambos os aparelhos são geralmente constituídos por almofadas de acrílico adaptadas aos segmentos alveolares e por um parafuso de ajuste, que induz o movimento dos segmentos. A falta de retenção do aparelho removível limita a sua utilização como aparelho pré-cirúrgico ativo. O aparelho fixo, que é fixado ao osso palatino por pinos de aço inoxidável, proporciona uma boa retenção e uma força ortopédica constante e controlável. Um exemplo deste tipo de aparelho é o aparelho de avanço dentomaxilar (DMA) descrito por Latham[13] (Fig. 58). Tem sido defendido que uma abordagem ideal para o tratamento de crianças com PCCU seria mover toda a maxila para frente usando tração para estimular uma resposta de ajuste das suturas maxilares.[13] Tal avanço melhoraria o alinhamento da arcada dentária. Se isto fosse realizado antes da cirurgia, a queiloplastia poderia resultar em relações anatómicas mais normais com uma mobilização mínima dos tecidos faciais. O aparelho DMA foi desenvolvido para essa correção ortopédica.

O aparelho DMA é composto por duas almofadas de acrílico unidas por um suporte posterior articulado em aço inoxidável. A extremidade do parafuso de ajuste, que é fixado no segmento menor, encaixa numa ranhura no segmento maior. O aparelho é fixado ao osso palatino com pinos de aço inoxidável colocados a 30-40" na vertical. Esta colocação dos pinos facilita uma boa retenção e evita o desenvolvimento dos dentes. A rotação do parafuso aplica uma força que avança o segmento menor anteriormente (Fig. 59). O segmento maior actua como ancoragem, mas recebe uma ligeira rotação posterior da posição pré-maxilar.

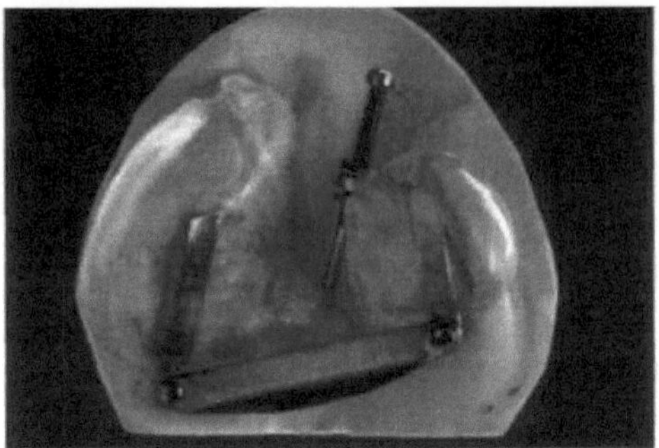

Figura. 58

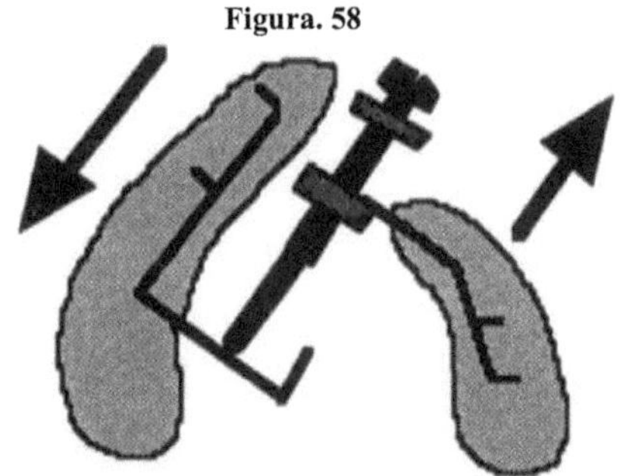

Figura. 59 Mecânica do aparelho de DMA

Colocação, ativação e remoção de aparelhos:

Uma vez construído, o aparelho é avaliado para verificar o ajuste adequado, o avanço correto do parafuso roscado, a folga da língua e a ausência de possíveis áreas de irritação dos tecidos. O bebé é sedado com monitorização adequada e a anestesia local é infiltrada no palato nas áreas de colocação dos pinos. O aparelho é colocado no palato e os pinos de retenção são inseridos na orientação correta e assentados. Pode ser colocado acrílico frio sobre os pinos. Os pais recebem instruções pós-operatórias e o método correto de ativação diária do aparelho. O paciente é seguido semanalmente, e a cirurgia é agendada para o fechamento do lábio quando os segmentos estiverem aproximados. Dependendo da largura da fenda, são necessárias 2 a 3 semanas de ativação diária. O aparelho é retirado no bloco operatório aquando da queiloplastia. Com o alinhamento adequado dos segmentos alveolares, pode-se obter a elevação da base alar e o reparo definitivo do lábio com excelente estética (Fig. 60).

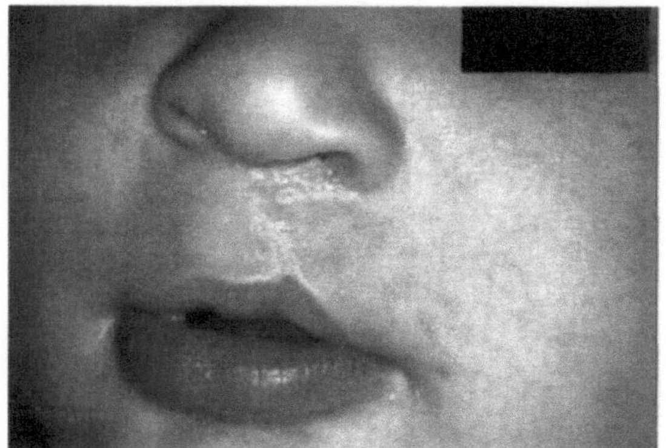

Figura. 60. Após a queiloplastia

Fenda labial e palatina bilateral:

Conceção e mecânica de electrodomésticos.

Os aparelhos ortopédicos utilizados no tratamento de crianças com BCLP podem ser divididos em aparelhos removíveis, fixos e combinados. Muitos pacientes com BCLP se beneficiam da retração da pré-maxila. Se os segmentos laterais não estiverem colapsados medialmente, eles podem ser mantidos usando um aparelho de estabilização do segmento lateral (fixo ou removível), enquanto a pré-maxila é retraída com cintas extra-orais.[14] Nos casos em que os segmentos laterais bloqueiam a retração da pré-maxila, é necessário um aparelho de expansão. O aparelho de expansão também pode ser removível ou fixo. Deve-se ter cuidado ao colocar o componente de retração do aparelho. Se não for posicionado com precisão, pode ocorrer uma rotação para baixo da pré-maxila, ao invés de retração. A falta de retenção com aparelhos removíveis pode impedir a obtenção de resultados óptimos, enquanto que um aparelho de expansão fixo com uma cinta de retração extra-oral é uma alternativa de tratamento.[15]

Georgiade e Latham16 descreveram um aparelho fixo intraoral com um componente de expansão palatina e um pino colocado na pré-maxila para a retração da pré-maxila. Esse aparelho fixo, totalmente intraoral, utiliza a retração pré-maxilar em cadeia elástica (ECPR). O aparelho é composto por almofadas acrílicas sobre os segmentos laterais, ligadas posteriormente por um mecanismo de expansão (Fig. 61). A pré-maxila é retraída por correntes elásticas presas a um pino colocado através da pré-maxila, imediatamente anterior à sutura pré-maxilovomeral.

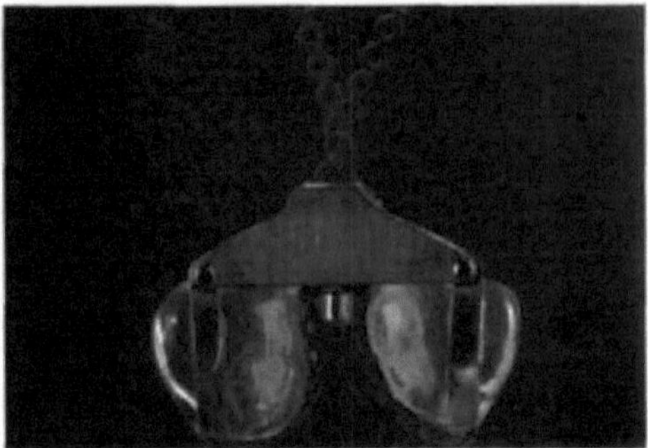

Figura. 61. Aparelho ECPR.

Colocação, aplicação e remoção de aparelhos:

A colocação do aparelho de ECPR requer mais precisão do que os aparelhos usados para o movimento ortopédico em UCLP, e é melhor colocado com anestesia geral. O pino é colocado anteriormente à sutura pré-maxilovomeral, preparando primeiro dois orifícios paralelos no vômer. Com uma corrente elástica ligada à extremidade fechada do pino, este é inserido através do vómer através dos orifícios preparados. A segunda corrente elástica é fixada à extremidade aberta do pino no lado oposto do vómer. A extremidade aberta do pino é dobrada e fechada para fixar as correntes elásticas. As almofadas acrílicas são colocadas nos segmentos laterais e os pinos palatinos são colocados. As correntes elásticas são passadas através de um rolo na parte posterior da porção palatina do aparelho e ajustadas para aproximadamente 3 oz de tensão antes de serem fixadas na parte anterior da porção palatina do aparelho. Os pais recebem instruções sobre os cuidados pós-operatórios e a ativação diária do aparelho. O paciente é acompanhado semanalmente e a cirurgia é marcada para o fechamento do lábio quando a pré-maxila estiver retraída (Fig. 62). Dependendo da largura da fenda, são necessárias 2 a 3 semanas de ativação diária. O aparelho é retirado no bloco operatório aquando da queiloplastia. A retração da pré-maxila facilita a reparação definitiva do lábio com excelentes resultados.

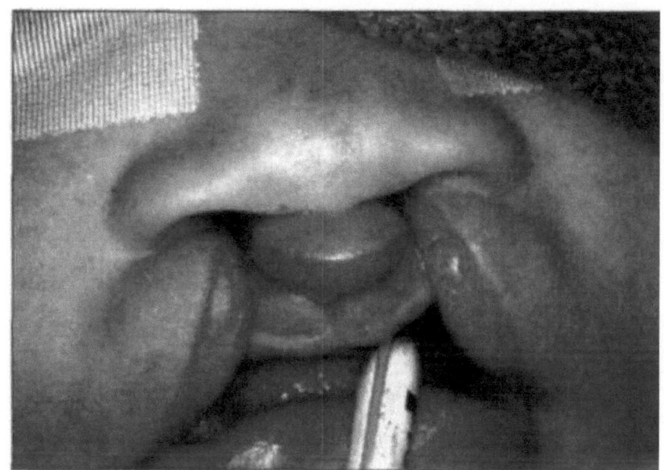

Figura. 62 Terapia pós-ECPR

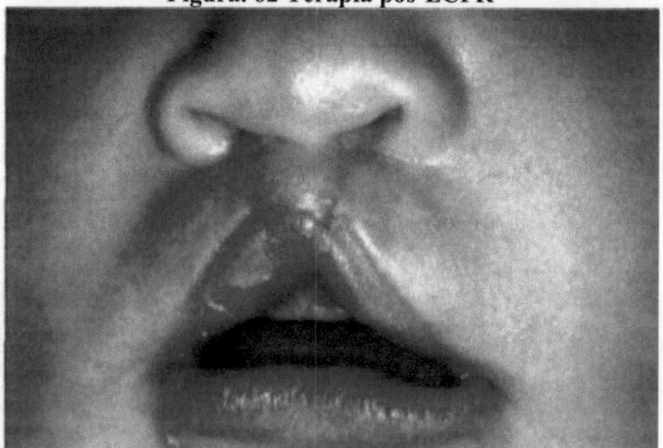

Figura. 63. Após a Cheiloplastia.

Aparelho de expansão Georgiade-Latham modificado, com ganchos:

Sob anestesia geral, foram feitas moldagens dentárias das arcadas maxilar e mandibular, utilizando moldeiras personalizadas. Um aparelho de expansão Georgiade-Latham modificado foi desenhado para ter dois ganchos localizados anteriormente e um pouco lateralmente à crista dentária (Fig. 64). Esses ganchos foram utilizados para a fixação dos elásticos direito e esquerdo. Sob anestesia geral, o aparelho expansor modificado foi inserido no palato e fixado com quatro pinos de aço inoxidável. Uma microplaca maxilofacial foi então fixada no segmento pré-maxilar (Fig. 65). Foram feitas incisões na face lateral do segmento pré-maxilar e, através de um túnel feito nos tecidos moles ao longo da borda anterior da pré-maxila, a microplaca foi inserida de modo que, de cada lado, vários orifícios da microplaca foram expostos. Foram fixados elásticos ortodônticos em cada extremidade da microplaca e também nos ganchos do aparelho (Fig. 66). O paciente foi examinado semanalmente e as faixas elásticas foram ajustadas para reposicionar e alinhar o segmento pré-maxilar. Após 5 semanas, o segmento pré-maxilar estava alinhado. A queiloplastia foi efectuada utilizando o método de Mulliken. Nesta altura,

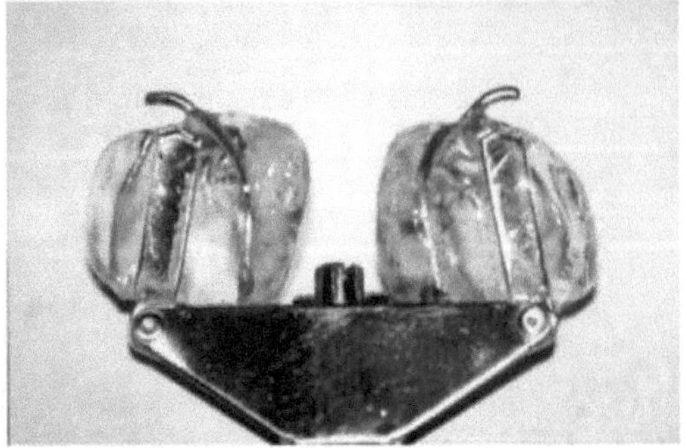

não se procedeu à reparação das fendas alveolares.

Figura. 64. Aparelho de expansão de Georgide-Latham modificado, com ganchos

Figura. 65. Microplaca fixada no segmento pré-maxilar.

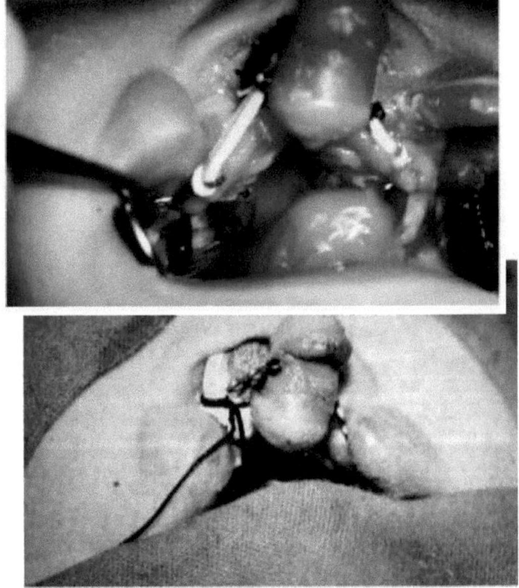

Figura. 66. Fitas elásticas fixadas nos ganchos do aparelho e na microplaca.

Terapia cirúrgica

Existe um consenso geral de que a correção cirúrgica de uma fenda palatina deve ser realizada quando os doentes têm menos de 1 ano de idade, antes de ocorrer um desenvolvimento significativo da fala. Acredita-se que os benefícios potenciais de um velum intacto quando a criança começa a falar superam as possíveis complicações do fechamento precoce, nomeadamente o colapso posterior do arco maxilar com uma mordida cruzada resultante.[16]

O modo como o encerramento é efectuado está sujeito a algumas variações. Geralmente, o encerramento em 1 fase do palato mole e/ou do palato duro pode ser efectuado quando o doente tem 11-12 meses de idade. No entanto, há quem defenda um encerramento em duas fases, com reparação do velum (palato mole) quando o doente tem 3-4 meses de idade. Este procedimento resulta no estreitamento da fenda do palato duro, facilitando o encerramento numa data posterior, normalmente quando o doente tem 18 meses de idade. À semelhança de uma adesão labial para uma fenda labial larga, uma abordagem em duas fases pode ser útil quando a fenda palatina é particularmente larga.

Quando a reparação da fenda palatina é adiada para uma idade mais avançada ou para a idade adulta, a reparação envolve frequentemente um retalho faríngeo. A incorporação de um retalho faríngeo na reparação pode ajudar a fechar um grande defeito e compensar a disfunção velofaríngea e os problemas de fala.

O objetivo da reparação em doentes com fenda palatina é separar as cavidades oral e nasal; esta separação envolve a formação de uma válvula que é simultaneamente estanque à água e ao ar. A válvula é necessária para uma fala normal. A reparação também contribui para a preservação do crescimento facial e para o desenvolvimento de uma dentição correta. Três factores que são considerados necessários para o funcionamento satisfatório do palato mole para a fala são o comprimento adequado, a mobilidade adequada e a conformidade da superfície dorsal com a parede da faringe. A maioria dos cirurgiões inclui a reconstituição do complexo do músculo elevador como parte da reparação do palato. A reconstrução do sling muscular parece ser mais importante do que o retroposicionamento anatómico em termos de obtenção de um sling elevador dinâmico e funcional. No entanto, nem todas as equipas cirúrgicas aceitaram a intravelar-veloplastia.

Se a fenda labial estiver presente, a sua reparação pode preceder a palatoplastia. Embora a reparação precoce pareça ter a vantagem de diminuir as hipóteses de atrasos na fala, o risco de anomalias no crescimento facial e outros problemas relacionados com o terço médio da face pode aumentar. No passado, foram enumerados vários critérios para os doentes submetidos a qualquer um dos procedimentos. Alguns desses critérios incluem um nível de hemoglobina superior a 10 g/dl, aumento de peso, ausência de infeção e uma avaliação pré-operatória completa por um pediatra.

Detalhes pré-operatórios

A reparação do palato duro nem sempre é possível quando o palato mole é reparado, especialmente em fendas bilaterais largas. O tamanho da fenda pode diminuir até 7% com o crescimento em pacientes com idades entre os 3 e os 17 meses. O tamanho pode ser ainda mais reduzido com a reparação precoce do palato mole (em doentes com 3-4 meses de idade) seguida do encerramento do palato duro em doentes com cerca de 18 meses de idade. Este facto deve ser tido em consideração ao planear o tempo e o tipo de reparação. O defeito é geralmente mais pequeno do que era inicialmente quando o encerramento é efectuado após a cicatrização completa do defeito do palato mole. O procedimento pode ser efectuado em doentes a partir dos 3 meses de idade, com um segundo procedimento para o encerramento do defeito aos 6-12 meses.

Existe um grande debate relativamente ao momento da reparação. No passado, muitos cirurgiões acreditavam que o reparo do palato duro deveria ser adiado até depois da erupção dos dentes molares. Atualmente, a maioria dos centros centra-se na conclusão da fenda palatina antes dos 12 meses de idade do doente. Havia um debate sobre se o fechamento tardio do palato duro era benéfico ou prejudicial ao crescimento facial, mas as evidências para ambos os lados não foram conclusivas.

Detalhes intra-operatórios

Os investigadores de um estudo multicêntrico, que envolveu inquéritos a mais de 300 equipas cirúrgicas, tentaram estabelecer a base comum para a reparação de defeitos de fenda. Embora nenhuma técnica única tenha sido utilizada universalmente, foi estabelecida uma tendência para a utilização do encerramento precoce do palato nos últimos anos. Das técnicas de encerramento analisadas, o procedimento de Furlow foi a técnica mais comum para o encerramento da fenda palatina. As técnicas cirúrgicas básicas incluíram as seguintes: von Langenbeck, Schweckendiek, palatoplastia de 2 retalhos, palatoplastia de 3 retalhos (V para Y) e z-plastia reversa dupla (Furlow). Embora a maioria das reparações não envolva a reparação do sling muscular, esta permite uma melhor função do palato e da trompa de Eustáquio. As descrições das principais técnicas utilizadas na palatoplastia são apresentadas de seguida.

TÉCNICA DE VON LANGENBECK

Descrita pela primeira vez em 1861, a técnica de von Langenbeck sublinha a importância de separar as cavidades oral e nasal. Praticamente todas as reparações efectuadas atualmente incorporam princípios inicialmente incluídos nesta técnica. São utilizados retalhos bipediculoperiostais do palato duro e do palato mole para reparar o defeito. Após a sua elevação, os retalhos são avançados medialmente para fechar a fenda palatina. As vantagens desta técnica incluem uma menor dissecção e a sua simplicidade.

Uma desvantagem da reparação de von Langenbeck é o facto de não aumentar o comprimento do palato, o que resulta na incapacidade de fechar fendas primárias e secundárias.

Outras críticas a esta técnica incluem a ocorrência de fístulas anteriores e a consequente fala inferior devido ao palato mole curto. A obstrução das vias aéreas durante o sono parece ser um problema insignificante com este reparo. [17]Devido às limitações físicas no alongamento do palato com esta técnica, muitas modificações foram feitas ao longo dos anos.

TÉCNICA DE SCHWECKENDIEK

Na década de 1950, Schweckendiek começou a reparar as fendas de forma faseada. Nesta técnica, o palato mole é reparado primeiro quando o doente é jovem (normalmente 3-4 meses), seguindo-se o encerramento do palato duro quando o doente tem quase 18 meses. Entretanto, é utilizado um obturador para permitir a deglutição e a fala. Esta técnica tem as vantagens de conseguir o encerramento quando os doentes são jovens e de causar uma perturbação mínima do crescimento facial. No entanto, as desvantagens incluem a necessidade de operações adicionais; as perturbações da fala resultantes que não podem ser facilmente geridas; e a necessidade de mudar frequentemente a prótese dentária, o que pode ser dispendioso.

Tal como referido anteriormente, a reparação inicial é normalmente efectuada num doente com 3-12 meses de idade. A segunda fase é normalmente efectuada quando o doente tem 18 meses, mas pode ser adiada até o doente ter 4-5 anos. Acreditava-se que atrasos maiores (ou seja, até o estabelecimento da dentição primária) eram vantajosos, pois evitavam a contração lateral do arco palatino. Atualmente, pensa-se que as dificuldades de fala e alimentação com o encerramento tardio superam os problemas de alinhamento dentário, e a tendência atual é utilizar o encerramento mais cedo. O colapso da arcada maxilar é atualmente tratado através da expansão palatina quando o doente é jovem.

A reparação inicial é efectuada através de incisões no palato mole ao longo das margens da fenda. O músculo elevador, que está anormalmente ligado ao bordo livre posterior do palato ósseo, é dissecado e reorientado. É então efectuado um encerramento em três camadas da mucosa nasal, dos músculos elevadores e da mucosa oral. A fístula resultante do palato duro é fechada numa data posterior.

Embora existam muitos métodos para fechar o palato duro, uma técnica é a utilização do retalho de vómer. O mucoperiósteo do osso vomer é elevado numa direção inferior para superior. Este retalho é depois rodado lateralmente para ser ligado a um pequeno retalho mucoperiosteal palatino. Este procedimento pode proporcionar um fecho estanque com uma elevação mínima do mucoperiósteo palatino. O método preferido envolve a elevação dos retalhos mucoperiostais nas superfícies oral e nasal do palato duro e o seu fecho em duas camadas ao longo do defeito. O retalho de vómer é útil principalmente em fendas largas ou bilaterais. Os retalhos de Vomer têm a desvantagem de exigir o fecho de 2 linhas de sutura na superfície nasal. Quando utilizado com retalhos mucoperiósteos orais, os retalhos de vômer são ligados aos retalhos levantados da superfície nasal da fenda.[18]

TÉCNICA DE DUAS ABAS

A técnica de 2 retalhos envolve 2 retalhos com base posterior que se estendem ao longo do comprimento do defeito. Os retalhos são rodados medialmente para fechar o defeito. Este método é a técnica mais comum utilizada para fechar fendas completas. Não há comprimento adicional disponível para o fecho de qualquer defeito alveolar com este tipo de reparação. Uma vantagem deste método é que a incidência de fístula posterior é baixa.

Após a realização de incisões ao longo das margens da fenda, os músculos elevador do véu palatino são dissecados do palato duro. Podem ser feitas modificações que incluam a fratura do hamulus ou o descolamento do músculo elevador do véu palatino do hamulus; estas modificações melhoram muito a rotação medial dos retalhos mucoperiostais. Esta manobra também reduz a tensão de fechamento na junção dos palatos duro e mole, ajudando a prevenir a formação de fístulas. Uma vez que a mucosa nasal é liberada da superfície nasal do palato duro, o palato pode ser fechado em camadas: as camadas nasal e oral anteriormente e as camadas nasal, muscular e oral posteriormente.

TÉCNICA DE TRÊS ABAS/V-Y (WARDILL-KILNER-VEAU)

Em 1937, Kilner e Wardill descreveram independentemente a técnica de reposicionamento em V-Y. Esta técnica é utilizada principalmente para a reparação de fendas incompletas ou fendas do palato secundário. O forame incisivo é a borda anterior do reparo, e a úvula é completamente dividida posteriormente. A vantagem teórica desta técnica é o facto de o recuo dos retalhos aumentar o comprimento do palato. Este comprimento é difícil de obter sem incisar a camada nasal da reparação.

As incisões são efectuadas ao longo das margens livres da fenda e estendidas anteriormente a partir do ápice da fenda até ao ponto de erupção dos dentes caninos. A dissecção é então continuada posteriormente ao longo do lado oral do rebordo alveolar até ao retromolartrigono. Os retalhos mucoperiostais são levantados das superfícies nasal e oral do palato ósseo. A dissecção dos vasos palatinos maiores a partir do forame alonga o pedículo. No caso de o vaso ser avulsionado e lesionado, o fluxo colateral das artérias palatinas menores e do septo nasal posterior é geralmente suficiente. O forame ósseo que envolve o vaso pode ser aberto posteriormente para ganhar mais comprimento. O músculo tensor velipalatini é elevado do hamulus para ajudar a relaxar o fecho da linha média. Billroth tinha defendido a fratura do hâmulo, mas estudos posteriores revelaram que esta estrutura voltava à posição anterior à fratura no espaço de 6 meses.

Tal como nas outras reparações, a mucosa nasal é libertada do palato ósseo e fechada de ambos os lados ou, se necessário, fechada com retalhos de vómeros. O músculo e a mucosa oral são fechados numa segunda camada única, geralmente de forma horizontal. Anteriormente, os retalhos mucoperiósteos orais são ligados ao terceiro retalho, que é a mucosa sobrejacente ao palato primário. Posteriormente, o palato é fechado em 3 camadas: mucosa nasal, músculo elevador (que foi previamente libertado do palato ósseo) e mucosa oral.

Z-PLASTIA DUPLA INVERSA

Em 1986, Furlow descreveu uma técnica para alongar o véu e criar um sling funcional do músculo elevador. Este método é difícil de executar em fendas largas. No entanto, é considerado um bom método quando a fenda é estreita ou quando existe uma fenda submucosa. A técnica envolve z-plastias opostas da mucosa e da musculatura do palato mole. O objetivo é separar as ligações não funcionais ao bordo posterior do palato duro e deslocar a mucosa e a musculatura posteriormente.

A primeira zetaplastia é criada no lado da mucosa oral, enquanto a segunda zetaplastia é invertida no lado da mucosa nasal. As incisões são efectuadas e a mucosa oral é dissecada do músculo subjacente. No lado esquerdo do paciente, o retalho de mucosa oral também contém o músculo. No lado direito do paciente, o músculo é mantido com a mucosa nasal subjacente. Os 2 retalhos que contêm o músculo são transpostos posteriormente, enquanto os retalhos finos não musculares são colocados anteriormente. Esta técnica tem o efeito de rodar o sling muscular posteriormente e alongar o palato mole. Um problema potencial com esta técnica é a formação de uma fístula na junção dos palatos duro e mole.

Fendas submucosas

Em 1825, Roux descreveu a fenda posterior mais comum: a fenda submucosa. Ele afirmou que três factores estavam envolvidos nesta deformidade: (1) a porção membranosa do palato mole está ausente, (2) o palato é curto e (3) a nasofaringe é anormalmente expansiva. Em 1930, Dorrance descobriu que o defeito anatómico ocorria com a posição anatómica do músculo elevador do véu palatino. Em 1956, Calnan descreveu a tríade clássica da fenda palatina submucosa, definida por uma úvula bífida, uma diástase do músculo palatino e um entalhe na superfície posterior do palato duro.

Existe controvérsia quanto ao facto de a incidência de otite média com efusão estar aumentada em crianças com fendas submucosas. Estudos revelaram uma melhoria nas efusões após a reparação de uma fenda submucosa. No entanto, estudos mais recentes não revelaram uma melhor resolução da efusão após a cirurgia.

O grau de insuficiência velofaríngea que pode existir baseia-se na deslocação anterior dos músculos. A cirurgia é indicada para pacientes com 2 categorias de condições:

(1) Uma fenda aberta do palato mole com insuficiência velofaríngea

(2) Um defeito evidente, geralmente não detectado ao nascimento, com uma apresentação de fala hipernasal. Ocasionalmente, um defeito de fenda palatina submucosa é descoberto no momento da

adenotonsilectomia, seja no intraoperatório ou no pós-operatório, como uma complicação com fala hipernasal.

As técnicas de encerramento das fendas submucosas são as mesmas que as descritas anteriormente. Em alternativa, o cirurgião pode utilizar uma técnica de retalho faríngeo ou uma faringoplastia. Os retalhos faríngeos são geralmente retalhos pediculares de base superior da mucosa e do músculo constritor subjacente. O objetivo geral é criar portas laterais que possam fechar facilmente. O uso de um retalho faríngeo é melhor quando existe um padrão de fechamento sagital (ou seja, quando a maior contribuição para o fechamento velar é o movimento da parede lateral). Um padrão de fechamento sagital ocorre mais comumente com uma fenda palatina.

A faringoplastia envolve 2 retalhos que são posicionados em cada lado da faringe e rodados superiormente para criar uma abertura velar mais pequena, ajudando assim no encerramento do palato mole. Este método é preferido quando existe um padrão de fecho circular ou coronal, uma vez que não interfere com o movimento posterior do palato. A escolha da técnica depende do padrão de fechamento velar pré-operatório.

Enxerto de osso alveolar

O enxerto ósseo alveolar é uma parte integrante da reparação de fendas que envolvem a maxila anterior. O estabelecimento de uma união óssea pode ajudar a prevenir o colapso do segmento maxilar, a fechar fístulas oronasais e a estimular a erupção dos dentes. Independentemente do facto de a reparação ser precoce ou tardia, o neonato deve ser equipado com um obturador no primeiro mês após o nascimento. O enxerto ósseo em pacientes com menos de 2 anos é considerado primário, e o enxerto secundário ocorre posteriormente. O material de enxerto pode ser obtido da anca, das costelas, das extremidades ou da mesa externa do crânio. Embora possa haver morbidade nos vários locais doadores, o benefício de fechar o espaço maxilar supera o risco potencial.

O procedimento cirúrgico consiste em levantar os pedículos mucosos de cada lado do defeito maxilar. O enxerto de osso esponjoso é colocado na bolsa, com a utilização de qualquer um dos locais doadores descritos, e os retalhos mucosos são fechados de forma simples. Muitas vezes, a depressão da base alar é corrigida imediatamente após a conclusão do procedimento.

Detalhes pós-operatórios

As preocupações pós-operatórias imediatas na reparação da fenda palatina incluem o controlo das vias aéreas e a analgesia. A reparação do palato altera a dinâmica das vias aéreas nasais/orais e pode apresentar problemas no período pós-operatório imediato, especialmente em crianças com uma sequência de Pierre Robin. O efeito duradouro dos narcóticos usados para anestesia também pode alterar a dinâmica das vias aéreas superiores. Uma vez que a colocação de uma via aérea oral pode perturbar a reparação do palato, é colocada uma ligadura de sutura crómica 2-0 (ou de seda) através da língua anterior para permitir a tração da língua para a frente enquanto o doente está na área pós-anestésica. Esta sutura é removida quando a criança estiver totalmente alerta e for capaz de manter a via aérea superior.

Uma analgesia adequada é importante no período pós-operatório para permitir que os pacientes retornem às suas atividades o mais rápido possível. No entanto, o uso de analgésicos deve ser equilibrado com os riscos de sedação excessiva e subsequente comprometimento das vias aéreas. Geralmente, o acetaminofeno com codeína é suficiente para este fim. Os analgésicos podem ser mantidos, conforme necessário, durante 7 a 10 dias no pós-operatório, com poucos problemas; o efeito adverso mais comum é a obstipação.

Nos bebés e nas crianças mais pequenas, são utilizadas restrições de braço ou "no-no's" quando a criança está sem vigilância para evitar a colocação dos dedos na boca, uma vez que isso pode perturbar a reparação.

A alimentação no período pós-operatório limita-se geralmente a líquidos e alimentos moles que não exijam mastigação. O uso de biberões é evitado porque as tetinas podem interferir com a reparação. O uso de colheres também é evitado por razões semelhantes. A alimentação é efectuada utilizando um copo (não um copo para beber) ou um alimentador Breck (um cateter de borracha vermelha ligado a uma seringa). A dieta e a alimentação normais podem ser retomadas após 10-14 dias, dependendo do tipo de reparação. Às 3 semanas, todas as restrições alimentares e dietéticas são retiradas.

A melhor forma de efetuar a higiene oral é enxaguando com água limpa, tendo o doente o cuidado de remover todas as partículas de alimentos recolhidas. A utilização de peróxido de hidrogénio deve ser evitada porque pode inibir a cicatrização. Após 5-7 dias, a escovagem cuidadosa dos dentes pode ser retomada.

Acompanhamento

Depois de ter alta do hospital, o doente deve fazer consultas de seguimento aos 7-10 dias e às 3 semanas.
Se for detectada uma pequena fístula ou uma rutura da ferida durante este período, é aconselhável esperar
pelo menos 6 meses antes de tentar fechar a ferida. Este atraso permite maximizar a contratura da ferida
e restabelecer o fornecimento de sangue aos tecidos 8[.1]

Complicações da cirurgia da fenda palatina:

Obstrução das vias aéreas

Como mencionado anteriormente, a obstrução pós-operatória das vias aéreas é a complicação mais
importante no pós-operatório imediato. Esta situação resulta normalmente do prolapso da língua para a
orofaringe enquanto o doente permanece sedado pelos anestésicos. A colocação intra-operatória de uma
sutura de tração da língua ajuda a gerir esta situação. A obstrução das vias aéreas também pode ser um
problema prolongado devido a alterações na dinâmica das vias aéreas, especialmente em crianças com
uma mandíbula pequena. Em alguns casos, a colocação e manutenção de uma traqueotomia é necessária
até que a reparação do palato esteja concluída.

Hemorragia

A hemorragia intra-operatória é uma complicação potencial. Devido à rica irrigação sanguínea do palato,
pode ocorrer uma hemorragia significativa que exija transfusão. Isto pode ser perigoso em bebés, nos
quais o volume total de sangue é baixo. A avaliação pré-operatória do nível de hemoglobina e da
contagem de plaquetas é importante. [19]A injeção de epinefrina antes da incisão do palato e a utilização
intra-operatória de material de embalagem embebido em cloridrato de oximetazolina podem reduzir a
perda de sangue. Para evitar a perda de sangue no pós-operatório, as áreas desmucosalizadas do palato
devem ser embaladas com Avitene ou um agente hemostático semelhante.

Fístula palatina

A deiscência da ferida (fístula palatina) pode ocorrer como uma complicação no período pós-operatório
imediato ou pode ser um problema tardio. Uma fístula palatina pode ocorrer em qualquer ponto do local
original da fenda. A incidência tem sido relatada como sendo de até 34%, e a gravidade da fissura

original tem se mostrado correlacionada com o risco de ocorrência de fístula. A deiscência completa é incomum, mas deve-se tentar o fechamento imediato caso ocorra. As pequenas fístulas que ocorrem em áreas de tensão máxima da ferida são mais comuns. Estas ocorrem tipicamente na junção dos palatos primário e secundário, anteriormente, ou na junção dos palatos duro e mole, posteriormente.

As fístulas pós-operatórias da fenda palatina podem ser tratadas de duas formas. Num doente sem quaisquer sintomas, pode ser utilizada uma prótese dentária para fechar o defeito com bons resultados. Um paciente com sintomas pode necessitar de cirurgia. A má irrigação sanguínea, especialmente a anterior, é a principal razão para o fracasso do encerramento da fístula. Por conseguinte, o encerramento de fístulas anteriores ou posteriores persistentes deve ser tentado não antes de 6-12 meses após a cirurgia, quando o fornecimento de sangue tiver tido a oportunidade de se restabelecer. Atualmente, muitos centros esperam até que o doente seja mais velho (pelo menos 10 anos) para tentar a reparação da fístula. Se os métodos de fecho simples falharem, podem ser necessários retalhos de tecido vascularizado, como um retalho anterior da língua, para o fecho. Anomalias do terço médio da face

O tratamento da fenda palatina em algumas instituições tem-se centrado na intervenção cirúrgica precoce. Um dos efeitos negativos pode ser a restrição do crescimento maxilar numa determinada percentagem de doentes. Os palatos que são reparados numa idade precoce podem ter uma dimensão anterior ou posterior diminuída, uma arcada dentária mais estreita ou uma altura anormal. Existe uma grande controvérsia sobre este tópico porque a causa da hipoplasia, quer seja a reparação ou o efeito da própria fenda nos centros de crescimento primário e secundário no centro da face, não é clara. Cerca de 25% dos pacientes com fenda palatina unilateral reparada podem necessitar de cirurgia ortognática. As osteotomias LeForte I podem ser utilizadas para corrigir a hipoplasia do terço médio da face, que resulta em má oclusão e deformidade da mandíbula.

REFERÊNCIAS

1. Cooper HK, Long RE Sr, Long RE Jr, Pepek JM: Ortodontia e ortopedia oral. In: Cleft Palate and Cleft Lip: A Team Approach to Clinical Management and Rehabilitation of the Patient (Uma Abordagem de Equipa à Gestão Clínica e Reabilitação do Paciente). Cooper HK, Harding RL, Krogman WM, Mazaheri M, Millar RT, Eds. Philadelphia: WB Saunders Co 1979; 358-429.

2. Sarnas KV,RuneB , Selvik G, JacobssonS : Desenvolvimento maxilar em seis crianças com fenda labial e palatina unilateral tratadas com placas ortopédicas passivas. Eur J Orthod 1988; 10:128-36

3. D. Ralph Millard, Ralph A. Latham (1990) Improved Primary Surgical and Dental Treatment of Clefts; Surgical and Dental Treatment on Clefts 1990; 86(5).

4. Jones JE, Lynch TR, Sadove AM. Técnica pré-maxilar ortopédica tridimensional para melhorar a posição e a simetria antes da queiloplastia em pacientes com fenda labial e palatina bilateral. Quintessence Int. 1985;3:229-231.

5. Grayson BH, Santiago PE, Brecht LE, Cutting CB. Moldagem pré-cirúrgicanasoalveolar em bebés com fenda labial e palatina. Cleft Palate Craniofac J. 1999; 36:486-498.

6. Georgiade NG, Latham RA. Alinhamento do arco maxilar no bebé com fenda labial e palatina bilateral, utilizando o aparelho de parafuso coaxial com pinos. PlastReconstrSurg. 1975;56:52-60.

7. Millard DR, Latham R. Fenda labial e palatina tratada por ortopedia pré-cirúrgica, gengivoperiosteoplastia e adesão labial (POPLA) em comparação com o método de adesão labial anterior: um estudo preliminar de moldes dentários em série. PlastReconstrSurg. 1999;103:1630-1644.

8. Ross RB: Variáveis de tratamento que afectam o crescimento facial na fenda labial e palatina unilateral completa. Cleft PalateJ1987; 24:5-77.

9. Santiago PE, Grayson BH, Cutting CB, Gianoutsos MP, Brecht LE, Kwon SM. Redução da necessidade de enxerto ósseo alveolar por ortopedia pré-cirúrgica e gengivoperiosteoplastia primária. CleftPalate CraniofacJ. 1997;35:77-80.

10. Bitter K. Aparelho de Latham para o reposicionamento pré-cirúrgico da pré-maxila protruída em fendas labiais e palatinas bilaterais. J Craniomaxillofac Surg. 1992;20: 494-497.

11. Berkowitz S. Uma comparação dos resultados do tratamento em fendas labiais e palatinas bilaterais completas utilizando uma abordagem conservadora versus o procedimento PSOT de Millard-

Latham. SeminOrthod. 1996;2:169-184.

12.   LathamR A:Avanço ortopédico do segmento maxilar fendido: um relatório preliminar. Cleft Palate

J 1980; 17:227-33

13.   Larson M, S~llstr6m KO,L arson O, McWilliamJ , Ideberg M:M orphologic effect of preoperative

maxillofacial orthopaedics (T-traction) on the maxilla in unilateral cleft lip and palate patients. Cleft

Palate Craniofac J, 1993; 30:29-34

14.   Latham RA, Kusy RP, Georgiade NG: Um aparelho de expansão ativado extra-oralmente para

bebés com fenda palatina. Cleft Palate J 1976;13:253-61

15.   CapelozzaFilho L, Normando AD, Silva Filho OG. Influências isoladas da cirurgia labiopalatina

no crescimento facial: comparação entre adultos do sexo masculino com FLU operados e não operados.

Cleft Palate-Craniofac J1996;33:51-6.

16.   Nguyen C, Hernandez-Boussard T, Davies SM, Bhattacharya J, Khosla RK, Curtin CM. Cleft

Palate Surgery: Uma avaliação do tempo de permanência, complicações e custos por tipo de hospital.

Cleft Palate Craniofac J2013;34:342-50.

17.   Lee YH, Liao YF. Técnica de reparação de palato duro e crescimento facial em pacientes com

fenda labial e palatina: uma revisão sistemática. Br J Oral Maxillofac Surg.2013;19:32-5.

18.   Vlastos IM, Koudoumnakis E, Houlakis M, Nasika M, Griva M, Stylogianni E. Cleft lip and palate

treatment of 530 children over a decade in a single centre. Int J Pediatr Otorhinolaryngol2009;73:993-

7.

19.   Letra A, Menezes R, Granjeiro JM, Vieira AR. Definição de subfenótipos para fendas orais com

base no desenvolvimento dentário. J Dent Res 2007;86:986-91.

PAPEL DO ORTODONTISTA NO TRATAMENTO DA FENDA LABIAL E PALATINA

A ortodontia (também conhecida como ortopedia dentofacial) e os cuidados dentários são partes integrantes da habilitação da criança com fenda labial/palatina. As intervenções do ortodontista são particularmente críticas, e é importante que ele tenha experiência no tratamento da fenda labial/palatina. As qualificações do ortodontista incluem:

- Certificação ou elegibilidade para o conselho de administração em ortodontia.

- Um número de casos de ortodontia que garanta uma experiência regular em matéria de fissuras labiopalatinas.

- Afiliação a uma equipa de fissura lábio-palatina.

- Compromisso de participar nas reuniões da equipa de fissura lábio-palatina e de discutir os planos de tratamento e os resultados.

- Formação contínua em cuidados de fissura labiopalatina.

Ortodontia e cuidados dentários

As crianças com fenda labial/palatina têm tanto as necessidades dentárias habituais na infância como problemas especiais decorrentes das fendas. É essencial ter bons cuidados dentários. Estas crianças têm uma maior necessidade de cuidados dentários preventivos e restauradores devido a anomalias dentárias subjacentes e à utilização de aparelhos e outros aparelhos ortodônticos. A higiene dentária deve ser monitorizada de perto. Dentes e gengivas pouco saudáveis comprometem intervenções ortodônticas e cirúrgicas posteriores e podem contribuir para uma baixa autoestima. O envolvimento precoce do ortodontista é necessário no período do recém-nascido, se forem utilizados aparelhos ortopédicos pré-cirúrgicos (fita adesiva externa, aparelho interno ou dispositivo de moldagem). Mais tarde, o ortodontista monitoriza o desenvolvimento e a erupção dos dentes. Pode haver dentes em falta, rodados, com forma incorrecta, extra ou deslocados. Ocasionalmente, são necessárias extracções. O ortodontista também acompanha o crescimento facial e obtém registos dentários importantes (radiografias, modelos e fotografias) necessários para planear e calendarizar as intervenções. Muito do que o ortodontista faz é ortopédico - posicionar segmentos ósseos para fornecer a estrutura subjacente aos tecidos moles. Isto é especialmente verdadeiro antes de procedimentos cirúrgicos importantes, como o enxerto de osso alveolar ou o avanço da mandíbula. A reparação da fenda sem intervenção ortodôntica nas fases adequadas produzirá resultados instáveis e inferiores, com subsequente perda de dentes e capacidade de mastigação/função da mandíbula inadequadas. Os cuidados ortodônticos adequados melhoram a reparação dos tecidos moles, a produção da fala, a função oral e a autoimagem. O tratamento ortodôntico deve ser realizado em fases indiscretas com objectivos específicos e limitados. O tratamento ativo e contínuo desde os primeiros anos até à dentição permanente deve ser evitado. Nem os dentes nem a criança podem tolerar um tratamento tão prolongado. Por vezes, as intervenções ortodônticas são realizadas por ortodontistas da comunidade em consulta com o ortodontista da equipa de fissura lábio-palatina. Isto facilita os cuidados baseados na comunidade, assegurando a coordenação com os tratamentos cirúrgicos, da fala e outros planeados pela equipa.

As más oclusões observadas em indivíduos com fissuras apresentam complexidades peculiares que as diferenciam das irregularidades oclusais de indivíduos sem fissuras. Em geral, os pacientes com fissuras labiopalatinas completas apresentam duas desordens intra-arco e duas inter-arcos, como segue:

Mau posicionamento dos dentes e anomalias dentárias

Nas fissuras que acometem o rebordo alveolar, um peculiar malposicionamento dentário é comumente observado e representado pela presença do incisivo central superior contra-angulado e rotacionado, com a coroa voltada para a face distal preenchendo parte do espaço da fissura, enquanto o ápice é deslocado mesialmente para evitar o defeito ósseo. O canino superior também tende a apresentar angulação mesial excessiva, com a coroa voltada para o defeito e, muitas vezes, determinando uma relação sagital de Classe II no segmento menor, mesmo na presença de um padrão esquelético de Classe III.

Nas fissuras unilaterais, a linha média maxilar é geralmente desviada para o lado da fissura, levando à necessidade de extração assimétrica na arcada maxilar em alguns casos, especialmente na presença de apinhamento. O apinhamento dentário é uma caraterística frequente na maxila, especialmente devido ao crescimento sagital e transversal deficiente da maxila.

Anomalias dentárias de número, forma e posição (erupção ectópica) também são frequentemente observadas em indivíduos com fissura.[1,2] Na dentição permanente, a agenesia do incisivo lateral superior é a anomalia mais comum, seguida pela presença de um incisivo lateral supranumerário localizado distalmente à fissura.A hipodontia dos segundos pré-molares e terceiros molares superiores e mandibulares também é frequente, com aumento da prevalência em relação à população geral. A erupção ectópica do primeiro molar superior é observada em 20% dos indivíduos com fissura labiopalatina completa.[3]

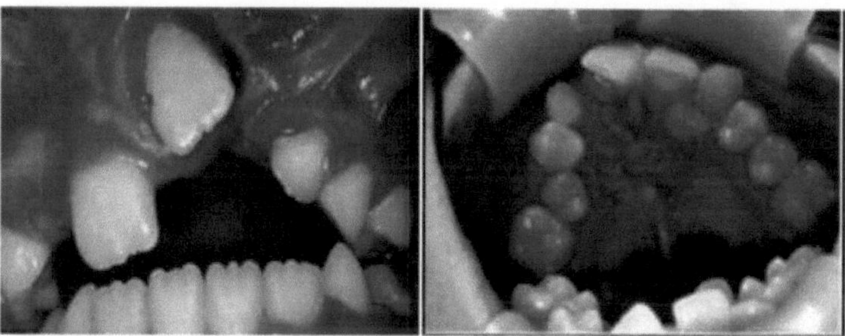

Fig. 67: Mau posicionamento do dente
Defeito ósseo no rebordo alveolar anterior

Apesar das cirurgias plásticas primárias construírem os defeitos morfológicos dos tecidos moles do lábio e palato na primeira infância, os defeitos ósseos alveolares e palatinos dos indivíduos com fissura persistem, escondidos sob a mucosa oral. O defeito ósseo alveolar limita a possibilidade de movimentação dentária nessa região, devido ao risco de deiscências e fenestrações nos dentes adjacentes à fissura. Anteriormente, a hipodontia do incisivo lateral superior, frequentemente observada em indivíduos com fissuras que afetam o rebordo alveolar, só podia ser tratada por meio de reabilitação protética convencional.

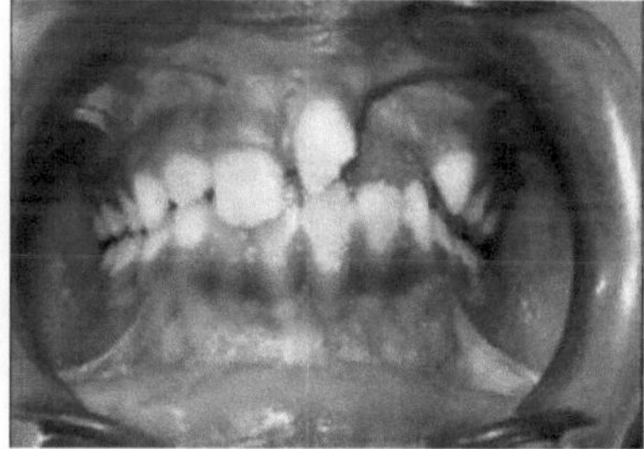

Figura 68: Defeito ósseo

O tratamento ortodôntico consistiu, geralmente, no nivelamento da arcada maxilar com contra-angulação do incisivo central superior e sobre-angulação do canino superior, ambos adjacentes à fissura, sendo que o esmalte desses dentes foi parcialmente retificado para reabilitação protética.

A introdução do procedimento de enxerto ósseo secundário no protocolo de reabilitação ampliou as perspectivas do tratamento ortodôntico corretivo e superou suas limitações. Após a publicação de resultados bem-sucedidos no centro de Oslo, Noruega, esse procedimento vem sendo realizado no HRAC-USP desde a década de 1990, com índices de sucesso de 80 a 90%. O enxerto ósseo reconstrói a anatomia óssea do rebordo alveolar fissurado, permitindo a movimentação dentária na região dos incisivos laterais superiores.

Deficiência maxilar sagital

Indivíduos com fissura labiopalatina unilateral completa apresentam uma restrição acentuada e progressiva do crescimento ântero-posterior da maxila, causada essencialmente pela cirurgia plástica primária. A tensão no lábio reconstruído, bem como a cicatriz causada pela queiloplastia, restringe o crescimento anterior da maxila[5] . A palatoplastia precoce também parece apresentar uma influência restritiva, embora em menor grau que a queiloplastia, no crescimento sagital da maxila[4,5] . Quanto maior a fissura ao nascimento, menor a protrusão da maxila na dentição mista[6.] Este efeito restritivo do crescimento maxilar acaba por provocar um padrão esquelético de Classe III, devido à deficiência maxilar, e, consequentemente, a mordida cruzada anterior é uma caraterística oclusal frequente em indivíduos com fissuras completas operados na infância. Indivíduos com fissura bilateral completa de lábio e palato apresentam caraterísticas semelhantes[7] . Indivíduos com fissura labial (afetando apenas o lábio e o rebordo alveolar) e indivíduos com fissura palatina (afetando apenas o palato) não apresentam deficiências no crescimento anteroposterior da maxila após cirurgias plásticas.

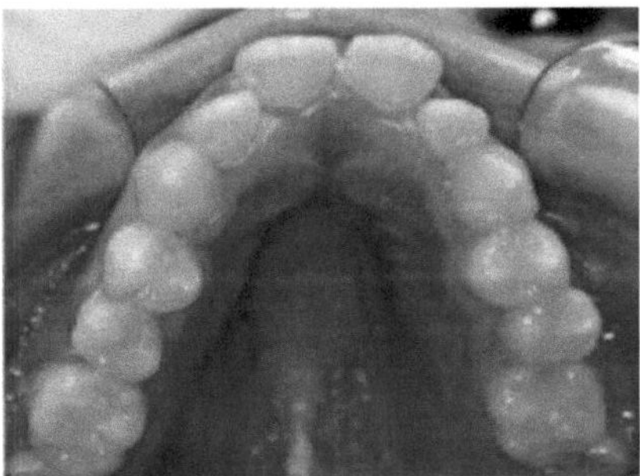

Fig. 69: Arco maxilar estreito
Deficiência transversal da arcada dentária maxilar

A ausência de uma sutura palatina mediana leva a dimensões transversais reduzidas da arcada dentária maxilar em indivíduos com fissura labiopalatina completa em comparação com indivíduos sem fissuras.

A palatoplastia precoce aumenta esse efeito, causando ainda mais deficiência transversal da maxila[8] . Portanto, a mordida cruzada posterior é frequentemente observada em indivíduos com fissuras completas, necessitando de procedimentos de expansão durante a intervenção ortodôntica. Especialmente na dentição permanente, indivíduos com fissuras comumente apresentam uma compensação natural do arco mandibular para a atresia maxilar, com excessiva ponta lingual das coroas dos pré-molares e molares inferiores.

Diagnóstico ortodôntico

O diagnóstico das más oclusões em indivíduos com fissuras utiliza os mesmos recursos empregados na ficha ortodôntica convencional: fotografias faciais e dentárias, moldes dentários, radiografias extrabucais e intrabucais. Em geral, as fichas ortodônticas são realizadas aos 9 anos, 12 anos e 18 anos de idade.

Análise facial

Desde a infância, a análise facial de pacientes com fissura labiopalatina unilateral completa frequentemente revela a projeção deficiente do osso zigomático relacionada ao crescimento deficiente da maxila no sentido insagital. O padrão facial de Classe III é frequente, com o lábio superior posicionado atrás do lábio inferior. A acentuada deficiência anteroposterior da maxila pode causar exposição da esclera ocular e aspeto de exoftalmia. A mandíbula frequentemente apresenta-se de tamanho normal ou reduzido, com caraterísticas predominantes de crescimento vertical, com pequena projeção do mento e linha mento-pescoço curta e ângulo mento-pescoço fechado.Mesmo na presença de deficiência maxilar acentuada o ângulo nasolabial é fechado (85 a 90°) devido à posição baixa da columela nasal. Na análise facial frontal, o terço médio da face deficiente pode ser aparente e as assimetrias do nariz são evidentes.Nas fissuras labiopalatinas bilaterais completas, a análise facial durante a infância mostra um perfil convexo, já os adolescentes e adultos apresentam perfis predominantemente côncavos, expressando a deficiência sagital da maxila. Indivíduos com fissuras completas bilaterais apresentam mandíbulas semelhantes às dos indivíduos com fissuras completas unilaterais, com predomínio de crescimento hiperdivergente.Deve-se ressaltar que variações individuais no padrão facial são frequentes, porém os padrões mais caraterísticos já foram descritos.Também deve ser mencionado que indivíduos com fissuras incompletas não apresentam deficiência sagital do terço médio da face. As faces dos indivíduos com fissuras que afetam apenas o lábio e o rebordo alveolar são semelhantes às faces dos indivíduos sem fissuras, enquanto os indivíduos com fissura palatina geralmente apresentam retrusão maxilar e mandibular com padrão de crescimento hiperdivergente.

Cefalometria

Indivíduos com fissura labiopalatina unilateral completa operada apresentam deficiência maxilar sagital grave, com redução significativa dos ângulos SNA e SN.ANS. Um estudo longitudinal realizado no centro de Oslo-Noruega34 demonstrou que o ângulo SNA já se encontra reduzido em idades precoces (79,6° aos 5 anos). Durante o crescimento, a deficiência maxilar apresentou redução progressiva, atingindo um valor médio de SNA de 74,2° aos 18 anos de idade.[7]

A restrição ao nível do SNA é menos expressiva em relação ao ponto A. A mandíbula apresenta morfologia de crescimento vertical, com ângulo goníaco aberto e rotação do plano mandibular para baixo e para trás. O corpo mandibular é curto em relação aos indivíduos sem fissura.[9]

Nos indivíduos com fissura bilateral completa de lábio e palato, a restrição do desenvolvimento ântero-maxilar é ainda maior, pois o ângulo SNA diminui 10° dos 5 aos 18 anos (de 84,9° para 75°), porém o ângulo ANB não é tão reduzido quanto nos indivíduos com fissura unilateral completa de lábio e palato, devido à protrusão inicial da pré-maxila nesses indivíduos. A morfologia mandibular dos indivíduos com fissuras bilaterais é semelhante à dos indivíduos com fissuras unilaterais completas.

Radiografias panorâmicas e intra-orais

A radiografia panorâmica é utilizada para uma visão global da dentição e para o diagnóstico de anomalias dentárias. A radiografia oclusal padronizada da área da fenda, bem como a radiografia periapical da área da fenda, são frequentemente utilizadas para a avaliação da largura e extensão do defeito ósseo alveolar e para o acompanhamento de enxertos ósseos alveolares.

Moldes dentários

Os moldes dentários demonstram as inter-relações nas direções sagital, transversal e vertical, bem como as irregularidades intra-arcos, como o posicionamento dentário e o apinhamento dentário. Em pacientes com fissura labiopalatina completa unilateral, os escores oclusais de Goslon-Yardstick são utilizados para definir o prognóstico do tratamento ortodôntico[10]. Recentemente, foi publicado um novo Yardstick para ser aplicado em indivíduos com fissuras completas bilaterais. A avaliação dos moldes dentários é um método importante para estudos intercêntricos dos resultados do tratamento[11]. Os escores oclusais são preferidos nas investigações por apresentarem reprodutibilidade de acordo com o Kappa. Em resumo, os métodos de avaliação dos arcos dentários em indivíduos com fissura são muito diferentes dos parâmetros empregados em indivíduos sem fissura na Ortodontia. A classificação de Angle não é tão utilizada quanto os Yardsticks em indivíduos com fissura labiopalatina completa.

TRATAMENTO ORTODÔNTICO

O tratamento ortodôntico de indivíduos com fissuras segue estas etapas protocolares:

1) Ortodontia antes do enxerto de osso alveolar;

2) Enxerto de osso alveolar secundário;

3) Ortodontia após enxerto de osso alveolar;

4) Cirurgia ortognática;

5) Finalização e retenção;

Ortodontia pré-enxerto:

No nosso centro de reabilitação, o tratamento ortodôntico é iniciado na dentição mista média-tardia, aproximadamente aos 8 anos de idade. Esta primeira intervenção tem como objetivo corrigir a deficiência transversal da arcada maxilar e a mordida cruzada posterior, preparando a arcada maxilar para receber o enxerto ósseo alveolar secundário. A expansão rápida da maxila com expansores do tipo Hyrax ou Haas é iniciada quando os caninos superiores permanentes apresentam formação de metade a dois terços da raiz, sendo o parâmetro idade dentária mais importante do que o parâmetro cronológico, devido ao atraso no desenvolvimento dentário normalmente observado em indivíduos com fissuras. A deficiência transversal do arco maxilar nem sempre está associada à mordida cruzada, principalmente na presença de atresia combinada do arco dentário mandibular. Mesmo nesses casos, há necessidade de expansão ortopédica maxilar para preparar a maxila para receber o enxerto ósseo alveolar secundário. Os segmentos maxilares devem ser alinhados para fornecer paredes laterais para a realização do enxerto ósseo alveolar. Após a expansão da maxila, deve ser colocada uma contenção fixa na arcada palatina, que é mantida até à fase pós-enxerto ósseo. Essa contenção fixa também é mantida concomitantemente com aparelhos fixos durante o tratamento ortodôntico completo.

Intervenções ortodônticas muito precoces foram descontinuadas em nosso serviço devido à alta probabilidade de recidiva a longo prazo. As intervenções na dentição decídua e mista precoce representam sobretratamento, pois esgotam os indivíduos que já estão submetidos a um longo e complexo processo de reabilitação, sem resultados expressivos a longo prazo.

A mordida cruzada anterior, em indivíduos com escore oclusal Goslon 3, pode ser corrigida nessa fase. Quando a mordida cruzada anterior é esquelética, devido à deficiência maxilar, utiliza-se a máscara facial para a protração da maxila após a expansão da mesma. Por outro lado, na presença de mordida cruzada dentária, como observado em indivíduos com fissuras bilaterais que apresentam acentuada retroinclinação da pré-maxila e boa estética facial, utilizam-se aparelhos ortodônticos. Em indivíduos com fissura bilateral completa de lábio e palato, tratados com protração maxilar, pode-se soldar uma extensão anterior no expansor de Haas, adaptada às faces palatinas dos incisivos superiores, o que também pode deslocar a pré-maxila para frente durante a protração.Quando o indivíduo apresenta mordida cruzada posterior associada à mordida cruzada anterior, como é o caso dos indivíduos com escore oclusal Goslon 3, o planejamento do tratamento envolve a expansão seguida da correção da mordida cruzada anterior. Entretanto, em indivíduos com fissuras bilaterais completas, onde o colapso dos segmentos posteriores com a pré-maxila pode sobrepor os incisivos laterais sobre os caninos, a mordida cruzada anterior é corrigida antes da mordida cruzada posterior. As intervenções ortodônticas pré-enxerto ósseo podem expor fístulas oronasais na região alveolar, que serão oportunamente fechadas durante a cirurgia de enxerto ósseo, reduzindo a necessidade de outra cirurgia plástica.

Além disso, o ortodontista deve estar ciente de que o osso periodontal fino que envolve os dentes próximos à fissura alveolar constitui uma limitação para a movimentação dentária antes do procedimento de enxerto ósseo alveolar em pacientes com fissuras:

1) Os dentes rodados adjacentes à fenda não devem ser corrigidos antes da cirurgia de enxerto ósseo, devido ao risco de deiscências e fenestrações;

2) Os dentes supranumerários irrompidos na face palatina das fissuras devem ser extraídos pelo menos

três meses antes do enxerto ósseo, pois a palatalmucosa pode não ser interrompida para cobrir todo o enxerto;

3) O planeamento do tratamento ortodôntico antes do enxerto ósseo deve ser sempre realizado em conjunto com o cirurgião maxilofacial, de forma a maximizar o sucesso do futuro enxerto. Por exemplo, se o canino superior eventualmente erupcionar antes da cirurgia de enxerto ósseo, pode apresentar infraversão devido à limitação anatómica na área da fenda. Nesse caso, se o canino for nivelado antes do enxerto ósseo secundário, geralmente com movimento extrusivo e distal, o nível ósseo da crista alveolar após o enxerto ósseo será mais favorável. O movimento individual do canino pode ser realizado utilizando um cantilever de fio TMA ancorado no molar. Este deve ser ancorado bilateralmente com uma barra transpalatina para evitar o efeito de movimento colateral;

4) O ortodontista deve sempre incentivar os pacientes sobre a necessidade de uma higiene oral adequada nesta fase, uma vez que a taxa de sucesso dos enxertos ósseos é menor na presença de gengivite.

Ortodontia pós-enxerto:

Além da avaliação clínica, o exame radiográfico periapical e oclusal da área do enxerto permite a avaliação qualitativa e quantitativa do osso enxertado. Nesta fase, se os caninos ainda não estiverem erupcionados, o ortodontista deve apenas acompanhar o desenvolvimento e a erupção dos caninos através do enxerto. Se os caninos já estiverem irrompidos, o tratamento ortodôntico corretivo pode ser iniciado 60 a 90 dias após a cirurgia.

O tratamento ortodôntico abrangente de pacientes sem ou com deficiência médio-facial leve é iniciado quando a dentição permanente está completa. Por outro lado, a intervenção ortodôntica pós-enxerto deve ser adiada para a idade de 16-17 anos em pacientes com deficiência sagital moderada a severa da maxila que necessitam de cirurgia ortognática para avanço da maxila. O planeamento do tratamento ortodôntico global deve incluir objectivos intra-arco e inter-arcos. As opções terapêuticas intra-arco incluem:

1) Manutenção do incisivo lateral superior na zona da fenda quando está presente e apresenta um bom comprimento da raiz;

2) Fechamento do espaço da região do incisivo lateral da maxila ausente através da mesialização

ortodôntica dos dentes posteriores no lado da fissura;

3) Manutenção do espaço do incisivo lateral ausente para colocação de implantes após a conclusão do tratamento ortodôntico;

4) Colocação de implante na região canino-pré-molar após deslocamento do canino superior para mesial no espaço do incisivo lateral ausente. A vantagem desta opção em relação à anterior seria a prevenção da perda óssea na zona do SABG. A decisão entre o encerramento do espaço ou a sua manutenção deve ter em conta três factores principais: a posição em que o canino superior irrompeu, a discrepância de tamanho dos dentes e a relação sagital entre as arcadas dentárias. A situação mais favorável para o fechamento do espaço é quando o canino erupciona mesialmente, na presença de apinhamento dentário maxilar e relação sagital de Classe II entre as arcadas dentárias no lado da fissura. A condição clínica em que o canino irrompe em posição habitual, distal à fissura, com relação sagital de Classe I entre as arcadas dentárias e discrepância dentária nula ou positiva na arcada maxilar pode ser elegível para finalização com implantes/próteses dentárias. A opinião do paciente e da família também é importante para a tomada de decisão. Nos casos de fissuras unilaterais, o desvio da linha média da maxila e o apinhamento no segmento maior podem determinar a necessidade de extrações assimétricas na maxila. Nesse caso, recomenda-se a extração de um pré-molar ou do incisivo lateral, no lado oposto à fissura. O incisivo lateral maxilar pode ser elegível para extração em casos com agenesia do incisivo lateral adjacente à fissura, a fim de se obter simetria e estética do sorriso ao final do tratamento. A escolha dependerá do índice oclusal inicial, bem como da estética facial.

1) Tratamento ortodôntico compensatório: indicado para indivíduos com escore oclusal Goslon 3 e estética facial aceitável, pois o tratamento ortodôntico isolado não melhora a aparência facial. Extrações mandibulares podem ser necessárias nessa opção terapêutica.

2) Tratamento ortodôntico descompensatório para cirurgia ortognática: indicado para indivíduos com escores oclusais de Goslon 4 e 5 ou pacientes com Goslon 3 e com estética facial desagradável. Em cerca de 30% dos indivíduos, a cirurgia ortognática será necessária para a finalização do tratamento. Deve-se ressaltar que os incisivos superiores não necessitam de movimentos de descompensação durante o tratamento ortodôntico pré-operatório, pois indivíduos com fissuras e padrão facial de Classe

III apresentam inclinação normal dos incisivos superiores devido ao efeito restritivo do lábio superior operado. A cirurgia ortognática é realizada após o término do crescimento facial e geralmente envolve a osteotomia Le Fort I para o avanço da maxila.

Finalização e retenção:

A finalização do tratamento ortodôntico de indivíduos com fissuras segue os mesmos princípios do tratamento ortodôntico de indivíduos sem fissuras. As arcadas dentárias devem estar coordenadas durante toda a movimentação ortodôntica, e a intercuspidação adequada deve ser alcançada, com overjet e overbite positivos. O ortodontista deve sempre verificar a oclusão funcional do indivíduo, visando ao conforto oclusal e à longevidade dos tecidos dentários e periodontais. Devido à frequente hipodontia, a relação molar é frequentemente finalizada em Classe II no lado da fissura. Assim, a lateralidade deve ser ajustada para a desoclusão do grupo. Após todas as etapas do tratamento ortodôntico, inicia-se o período de contenção, que é muito importante na reabilitação de indivíduos com fissura. A maxila desestruturada é mais suscetível a recidivas. O enxerto ósseo tem ação exclusiva na região alveolar, deixando toda a fissura palatina coberta apenas por tecido mole.

O protocolo de contenção do Hospital de Reabilitação de Anomalias Craniofaciais - USP envolve um aparelho Hawley modificado na arcada maxilar e uma contenção 3x3 na arcada mandibular. A placa geralmente inclui dentes protéticos nos espaços protéticos que serão reabilitados posteriormente com implantes dentários ou próteses. Os indivíduos são instruídos a usar a placa de Hawley continuamente durante o primeiro ano. Após um ano, se a oclusão estiver estável, a placa Hawley é utilizada durante a noite durante mais um ano. Após este período, é indicado o uso intercalado durante mais 6 meses até à interrupção definitiva do uso. A contenção mandibular 3x3 é mantida permanentemente em pacientes com um bom nível de higiene oral. No entanto, recomenda-se uma profilaxia profissional regular. Os pacientes são acompanhados durante 3 a 5 anos após a remoção do aparelho. Nesse período, o ortodontista também deve acompanhar a erupção dos terceiros molares, com encaminhamento para extração em momento oportuno.

REFERÊNCIAS

1. Ribeiro LL, Neves LT, Costa B, Gomide MR. Anomalias dentárias dos incisivos laterais permanentes e prevalência de hipodontia fora da área da fissura em fissuras unilaterais completas de lábio e palato.Cleft Palate Craniofac J 2003;40:172-5.

2. Letra A, Menezes R, Granjeiro JM, Vieira AR. Definição de subfenótipos para fendas orais com base no desenvolvimento dentário. J Dent Res 2007;86:986-91.

3. Semb G. A study of facial growth in patients with unilateral cleft lip and palate treated by the Oslo CLP Team. Cleft Palate Craniofac J 1991;28:1-21.

4. Liao YF, Mars M. Hard palate repair timing and facial growth in cleft lip and palate: a systematic review. Cleft Palate Craniofac J2006;43:563-70.

5. Liao YF, Mars M. Tempo de reparação do palato duro e morfologia facial em fissuras labiopalatinas unilaterais: antes e depois da idade do pico de velocidade pubertária. Cleft Palate CraniofacJ 2006;43:259-65.

6. Chiu Y, Liao Y, Chen PK. Gravidade da fenda inicial e crescimento maxilar em pacientes com fenda labial e palatina unilateral completa. Am J OrthodDentofacOrthop 2011;140:189-95

7. Silva Filho OG, Rosa LA, Lauris RC. Influência da fissura palatina isolada e da palatoplastia na face. J Appl Oral Sci 2007;15:199-208.

8. Atack N, Hathorn I, Mars M, Sandy J. Modelos de estudo de crianças de 5 anos de idade como preditores de resultados cirúrgicos em fendas labiais e palatinas unilaterais. Eur J Orthod 1997;19:165-70.

9. https://en.wikipedia.org/wiki/Smile_Train (Acedido em 21 de abril de 2017)

10. Bartzela T, Katsaros C, Shaw WC, R0nning E, Rizell S, Bronkhorst E, et al. Um estudo longitudinal de três centros sobre a relação da arcada dentária em pacientes com fenda labial e palatina bilateral. Cleft Palate Craniofac J 2010;47:167-74.

11. Garib DG, Yatabe MS, Ozawa TO, Silva Filho OG. Morfologia do osso alveolar em pacientes com fissura labiopalatina bilateral completa na dentição mista: avaliação por tomografia computadorizada de feixe cônico. Cleft Palate Craniofac J 2012;49:208-14.

RESUMO

As fendas labiais e palatinas existem, presumivelmente, ao longo da história da humanidade. As fendas orofaciais são deformidades congénitas, que se manifestam ao nascimento. Qualquer perturbação durante a formação embriológica e o desenvolvimento e crescimento da região orofacial resultará na formação de fendas orofaciais. As fendas orofaciais são os defeitos congénitos craniofaciais mais frequentes.

Sempre que uma criança nasce com FLP, enfrenta uma multiplicidade de problemas, desde problemas socio-emocionais a anatómicos, estéticos e fisiológicos de natureza grave. Estes problemas graves, tanto físicos como mentais, deixam um espaço, uma motivação e uma atitude mínimos para a sensibilização para a saúde dentária e para a manutenção de uma boa higiene oral, o que resulta em problemas periodontais graves e numa elevada taxa de risco de cárie. A estética facial, a fala, a mastigação, a deglutição (deglutição) e a oclusão dentária, bem como a configuração dentária, podem ser prejudicadas devido às fendas orofaciais. Além disso, aumentam a frequência de infecções do ouvido e causam problemas secundários de estigmatização social e diminuição da autoestima.

A relação entre as atitudes dos pais e o auto-conceito da criança é crucial durante os anos pré-escolares. Tem sido referido que níveis elevados de stress nas mães estão correlacionados com competências sociais reduzidas nos seus filhos. Uma forte rede de apoio dos pais pode ajudar a prevenir o desenvolvimento de um auto-conceito negativo nas crianças com fenda palatina. Nos últimos anos do pré-escolar e nos primeiros anos do ensino básico, o desenvolvimento de competências sociais já não é afetado apenas pelas atitudes dos pais, mas começa a ser moldado pelos seus pares.

O tratamento da fissura labiopalatina representa um compromisso com os cuidados da criança afetada ao longo do seu desenvolvimento até à idade adulta. O papel de um cirurgião qualificado nesta população de pacientes é óbvio; no entanto, as necessidades especiais das crianças com fendas são melhor servidas pela participação de uma equipa craniofacial. Esta equipa é composta por um conjunto de especialistas, incluindo enfermeiros, dentistas, ortodontistas, cirurgiões orais, otorrinolaringologistas, geneticistas, protésicos, terapeutas da fala, radiologistas, psicólogos, especialistas em alimentação e cirurgiões plásticos. A família é integrada como uma parte importante desta equipa. É criado um roteiro dos cuidados cirúrgicos e não cirúrgicos necessários para cada doente desde a consulta inicial. Muitas vezes, a família fica sobrecarregada com a tentativa de se orientar. Um dos deveres iniciais da equipa craniofacial é fornecer apoio emocional e ajudar a orientar o doente e a família através deste roteiro da forma mais suave possível.

O dentista pediátrico é responsável pelos cuidados dentários gerais do paciente. Numerosas anomalias dentárias e más oclusões ocorrem com uma fenda labial ou palatina. Estas podem ser atribuídas à própria fenda congénita ou podem ser secundárias à correção cirúrgica dos defeitos primários. Existe uma elevada correlação entre o número e a gravidade dos problemas dentários e o tipo e a gravidade da fenda. Embora os procedimentos cirúrgicos continuem a ser o principal elemento para a reabilitação da fenda labial e palatina, as técnicas de NAM tornaram a reabilitação muito mais esteticamente aceitável e fisiologicamente adequada. A maleabilidade das estruturas paraorais na idade precoce é utilizada para controlar seletivamente os padrões de crescimento com a utilização de técnicas de NAM. Esta moldagem da cartilagem nasal, da pré-maxila e dos rebordos alveolares no período neonatal serve como um complemento aos procedimentos cirúrgicos, resultando numa melhor estética e em resultados fiáveis a longo prazo. A moldagem nasal parece ser mais benéfica e eficaz, com melhores resultados a longo prazo; no entanto, o efeito da moldagem alveolar precisa de ser mais estudado para avaliar os efeitos benéficos a longo prazo. Quando a gengivoperiosteoplastia foi realizada juntamente com a reparação primária do lábio, obtiveram-se resultados muito melhores. Assim, nos tempos actuais, é essencial um conhecimento profundo dos conceitos em mudança relativamente à NAM e ao momento de iniciar a mesma para uma reabilitação precoce e bem sucedida da fenda.

O ortodontista desempenha um papel fundamental no diagnóstico e tratamento de uma condição de fenda, obtendo os registos necessários para o diagnóstico e planeamento do tratamento. Estes registos incluem radiografias cefalométricas e panorâmicas, modelos de estudo e fotografias de diagnóstico. A análise destes registos permite ao ortodontista descrever e quantificar as deformações do esqueleto facial e dos tecidos moles. Utilizando os seus conhecimentos sobre o crescimento e desenvolvimento do esqueleto facial, este especialista pode identificar áreas problemáticas e, com algumas limitações, prever o crescimento e desenvolvimento. Muitos membros da equipa dependem da análise e da quantificação da anomalia da fenda pelo ortodontista para o planeamento do tratamento.

O ortodontista também presta cuidados ortodônticos completos aos pacientes. A maior parte dos cuidados ortodônticos podem ser considerados convencionais, mas para configurações dentárias difíceis, é necessária inovação e imaginação para o tratamento. Se for indicado um tratamento cirúrgico, o ortodontista trabalha em estreita colaboração com o cirurgião para planear o procedimento mais adequado. A função pós-operatória imediata, o resultado estético e a estabilidade a longo prazo são factores considerados antes da cirurgia.

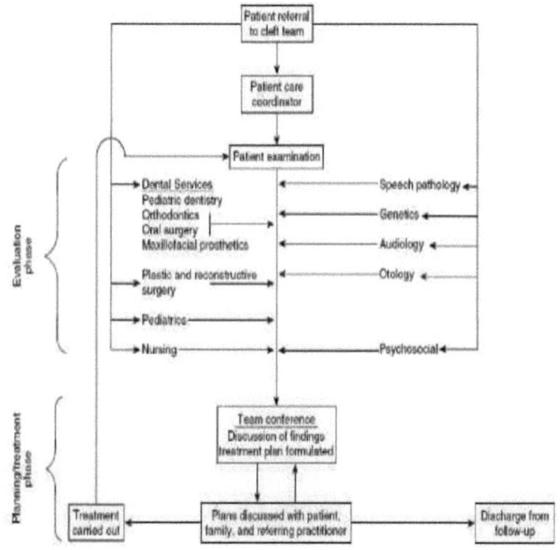

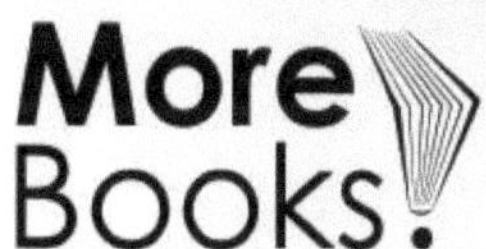

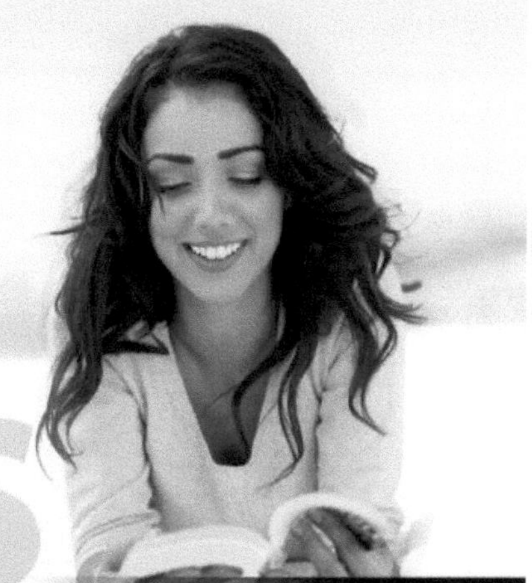

yes

I want morebooks!

Buy your books fast and straightforward online - at one of world's fastest growing online book stores! Environmentally sound due to Print-on-Demand technologies.

Buy your books online at
www.morebooks.shop

Compre os seus livros mais rápido e diretamente na internet, em uma das livrarias on-line com o maior crescimento no mundo! Produção que protege o meio ambiente através das tecnologias de impressão sob demanda.

Compre os seus livros on-line em
www.morebooks.shop

info@omniscriptum.com
www.omniscriptum.com

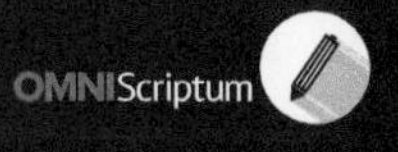

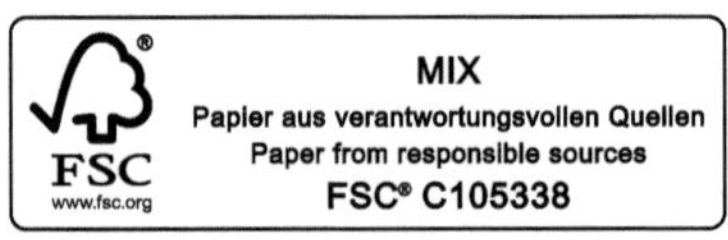

Printed by Books on Demand GmbH, Norderstedt / Germany